어이없는 당뇨

어이없는 당뇨

초판 1쇄 발행 2018년 7월 26일
2쇄 발행 2018년 10월 10일

지은이 성기호
펴낸이 장길수
펴낸곳 지식과감성#
출판등록 제2012-000081호

디자인 최지희
편집 이현, 이다래, 박지혜, 안영인
교정 정혜나
마케팅 고은빛

주소 서울시 금천구 벚꽃로 298 대륭포스트타워6차 1212호
전화 070-4651-3730~4
팩스 070-4325-7006
이메일 ksbookup@naver.com
홈페이지 www.knsbookup.com

ISBN 979-11-6275-232-6(13510)
값 12,000원

ⓒ 성기호 2018 Printed in Korea

잘못된 책은 구입하신 곳에서 바꾸어 드립니다.
이 책의 전부 또는 일부 내용을 재사용하려면 사전에 저작권자와 펴낸곳의 동의를 받아야 합니다.

이 도서의 국립중앙도서관 출판예정도서목록(CIP)은 서지정보유통지원시스템
홈페이지(http://seoji.nl.go.kr)와 국가자료공동목록시스템(http://www.nl.go.kr/kolisnet)에서
이용하실 수 있습니다. (CIP제어번호 : CIP2018022658)

홈페이지 바로가기

20년 가까이 연구한 당뇨에 대한 한방치료, 양방치료, 해독요법

어이없는 당뇨

성기호 지음

첫 번째 음식 관리, 두 번째 약물치료, 세 번째 운동요법

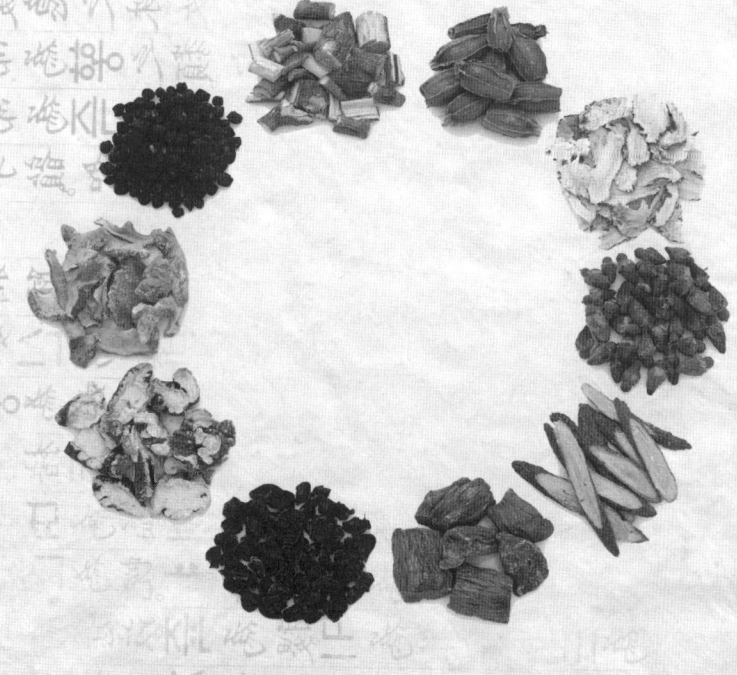

지식감정

서론

'어이없는 당뇨'라니 이게 무슨 말인가?? 결론부터 말하자면 당뇨는 약으로 고치는 줄 알았는데 어이없이 약보다는 다른 것들이 중요하단 얘기이다.

필자는 20대 후반에 과식과 운동 부족으로 체중이 97kg이었다(신장 181cm). 당뇨 가족력이 있지만 설마 내가 당뇨가 생기겠어 하고 방심하던 중 30대 초반부터 당뇨가 오기 시작했다.

혈당이 처음에는 공복 130, 식후 180 내외 정도였다. 그런데 체중 감량을 계속했음에도 불구하고 수치는 점점 더 올라 쉽게 잡히지 않았다. 막연히 괜찮아지겠지 하면서 운동은 하지 않았고 음식 관리도 적당히 하였다. 결국 수치는 식후 300까지 올랐다.

나 자신이 한의사이기에 한약으로 치료하고 관리하기 위해 많은 노력을 하였다. 각종 학회도 가입하여 다양한 연구도 하였고 국내뿐만 아니라 중국, 캐나다 등에서 당뇨로 저명한 분들을 뵙기 위해 찾아가서 만나 뵙기도 했었다.

그런 여러 지식을 토대로 해서 나 자신과 지인들을 대상으로 다양한 약제들을 실험하였고 실험 결과에 따라 많은 실망과 희망을 경험했다.

실험 한약이 기대에 못 미치어 효과가 적거나 관리도 잘 안 해 수치가 상당히 높을 때는 수치를 떨어뜨리기 위해 양약을 잠시 복용한 적도 있었다. 처음에는 효과가 좋았으나 결국 내성이 생겨 큰 효과 없이 중단하고 말았다.

이런 여러 과정을 반복하면서 결국 중요한 것은 양약이나 한약보다는 본인 관리가 제일 중요하다는 것을 알게 되었다. 그러던 중 해독에 관심이 생겼고 단식과 절식에 관한 공부를 시작하였다.

그 결과 절식과 해독을 하는 것이 약을 복용하는 것보다 훨씬 효과적으로 당뇨에 도움이 된다는 것을 이론과 현실로 알게 되었다. 그렇다고 양약이나 한약을 부정하는 것은 아니다. 본인 관리만으로 부족할 때는 한약이나 양약을 복용해야 한다.

한약만으로 조절이 잘 되면 좋다. 하지만 한약만 가지고 혈당 조절이 안 될 경우(당화혈색소 기준 7% 이상)에는 양약을 복용해야 한다. 또한 양약으로 수치 조절이 안 되거나 양약의 부작용이 있는 분들, 내성이 생긴 분들은 한약을 단독 또는 양약과 병행하는 것이 좋다. 필자도 현재까지 계속 한약을 장기적으로 복용하고 있다.

그러나 제일 중요한 것은 약보다는 음식 관리가 중요하다는 것이다. 첫 번째가 음식 관리, 두 번째가 약물치료, 세 번째가 운동요법이라 할 수 있다.

이 책은 필자가 20년 가까이 연구한 당뇨에 대한 양방치료, 한방치료, 당뇨 기본 지식에 대해 서술되어 있으며 또한 필자가 직접 체험하고 현재도 하고 있는 식이요법과 운동요법 해독요법에 대해 자세히 알려드리려 한다.

이 책으로 인해 당뇨인분들에게 치료와 관리에 많은 도움이 되길 희망하며 또한 당뇨를 연구하는 이들에게 다양한 지식을 전달하고자 저술한 책이라 할 수 있다.

저 자신의 능력과 경험이 부족하여 미흡한 부분이 있어도 많은 양해와 지도 편달 부탁드리며 이 책이 나오기까지 물심양면으로 도움을 주신 가족분들, 자료 정리해 준 성창현 군, 많은 지인분들, 동료분들, 당뇨인분들에게 깊은 감사의 말씀을 올리는 바이다.

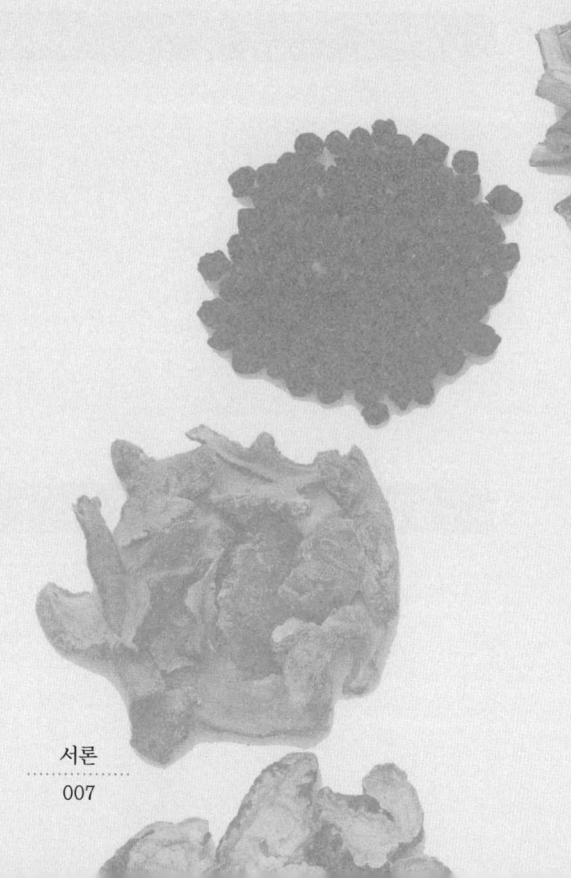

목차

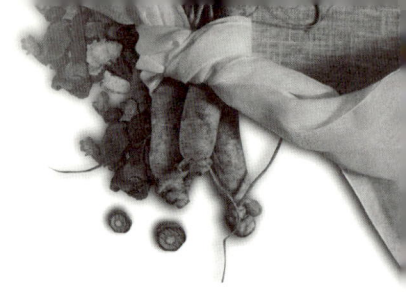

서론 ·004

part 1. 당뇨

1. 당뇨병

1) 당뇨병이란 무엇인가? ·018
2) 당뇨 증상 ·020
3) 당뇨 통계 - 점점 늘고 있는 당뇨 환자들 ·020
4) 당뇨의 원인 ·021
5) 당뇨의 역사 ·023
6) 당뇨에도 유형이 있다! ·026
7) 당뇨인으로서 불편한 점 ·029
8) 당뇨병의 판정 기준 ·030
9) 당화 혈색소(HbA1c) 검사 - 제일 중요한 검사이다!!! ·030

2. 양방치료

1) 양방치료 - 복잡한 것 같지만 사실 알고 보면 쉬움! ·033
2) 당뇨 양약 ·033
3) 당뇨병에 걸리면 인슐린을 맞아야 하나요? ·036
4) 양방 혈당강하제 ·036

3. 한방치료

1) 한방치료 - 한의학에서는 당뇨를 어떻게 치료 하나요? ·038
2) 한의학적 약물 치료법 ·039
3) 한방 당뇨환 - 복용하기 편한 당뇨환약! ·040
4) 한방당뇨치료는 2형 당뇨인과 발병 초기(약 3년 이내)인 사람에게 효과가 좋다 ·041
5) 한약을 먹는다고 하면 흔히 양방의사가 당뇨 환자들에게 단골로 하는 말 ·041
6) 당뇨병은 최근에 발견된 병이 아니다 ·043
7) 당뇨병은 정말 치료되는가? ·043

4. 당뇨 한약재

1) 실험적으로 임상적으로 검증된 한약재들 ·045
2) 주요 당뇨 한약재 상세 설명 ·046
3) 기타 실험적으로 혈당 강화 작용이 있는 약제 ·059
4) 기타 실험적으로 혈당 상승 작용이 있는 약제 ·059

5. 식이요법

1) 당뇨에 좋은 음식 - 대체로 열량이 적은 음식 ·060
2) 당뇨에 나쁜 음식 - 대체로 열량이 높은 음식 ·062
3) 혈당을 떨어뜨리는 데 도움을 주는 한방차 ·064
4) 밀가루의 비밀 ·064
5) GI 수치 ·065

6. 운동요법

1) 당뇨인의 운동법 - 운동에도 법이 있다!!! ·067
2) 당뇨인의 운동 필요성 - 내가 왕년에~~~ 그건 이젠 그만!!! ·073
3) 운동의 종류 ·075
4) 근력운동의 필요성 - 몸짱까지는 아니더라도 근육을 키우자!!! ·077
5) 근력운동의 원리 ·079
6) 물을 충분히 마시자 ·081

7. 당뇨 지식

1) 혈액 중 당이 증가하는 것이 당뇨병! ·083
2) 당뇨병에 걸리기 쉬운 타입 ·084
3) 왜 당뇨병은 무서운 것일까? ·088
4) 조기 발견을 위해서는 정기적인 검사가 필수! ·089
5) 이런 증상이 있으면 옐로카드! ·089
6) 이런 증상이 생기면 적신호! ·091
7) 소갈증 ·092
8) 소모기 현상 ·093
9) 뚱보 당뇨병 이유 밝혀졌다 ·094
10) 당뇨병의 증가 ·095
11) 당뇨 환자 아픈 날 관리법 ·097
12) 당뇨병의 키워드 – 인슐린 ·101
13) 당뇨 환자의 겨울나기 ·103
14) 당뇨와 오십견 ·105
15) 당뇨 환자 고혈압, 단백뇨 같이 관리해야 한다!!! ·106
16) 이유 없이 갑자기 찾아온 당뇨병 – 췌장암 검사 필수!!! ·108
17) 무가당?? 무과당?? ·109
18) 발에 상처나 무좀 생기지 않도록 주의 ·110
19) 당뇨 – 당신은 이미 10년 전부터 발병하기 시작했다 ·111
20) 흡연 – 당뇨 합병증 악화시킴 ·113
21) 당뇨 관리 및 예방수칙 ·113
22) 약화(藥禍)란 말을 들어보셨는지? ·114
23) 맥거번 보고서를 아시나요? ·114
24) 당화혈색소를 낮추자 – 제일 중요한 기준!!! ·117
25) 당뇨의 신호 공복혈당장애를 잡아라 ·118
26) 당뇨 환자 이러면 곤란 ·119
27) 당뇨병에 걸리면 인슐린을 맞아야 하나? ·120
28) 당뇨인들에게 걷는 것이 얼만큼 중요한가? ·120
29) 혈당수치는 높아도 자각 증상이 없을 수도 있다 ·121
30) 집밥이 외식보다 당뇨 위험 낮추나요? ·122

8. 소아당뇨

1) 소아당뇨의 증상 ·123
2) 소아당뇨의 치료 ·124

9. 당뇨 합병증

1) 당뇨 합병증 종류 ·126
2) 합병증 조기 발견을 위한 검사 ·127
3) 당뇨 있는 말기 신부전 환자 5년 생존율 40% ·130
4) 당뇨병에 뒤따르는 기타 질병 ·131
5) 저혈당 ·136
6) 당뇨병성 망막증 ·137
7) 당뇨병의 미소(말초, 미세)혈관/신경장애 ·141
8) 당뇨병의 대혈관장애 ·142
9) 당뇨병성 케톤산증 혼수(Diabetic Ketoacidotic Coma) ·143
10) 합병증 예방관리 ·144

10. 당뇨 치료 사례

1) 당뇨 치료 6단계 ·145
2) 당뇨 치료 사례자 ·146

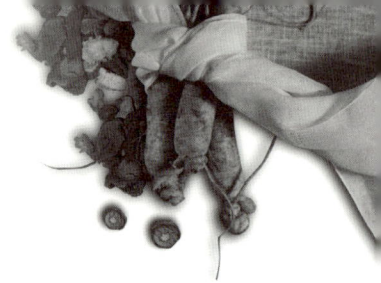

part 2. 해독

1. 질병과 질환

1) 미병(未病) - 병이 되진 않았지만 되고 있는 상태 ·155
2) 나이대별 미병 ·156
3) 장 누수 증후군 ·158
4) 癌·난치병 치료할 '세포 청소'만 50년 매달렸다 ·159

2. 장 누수 및 장내 세균

1) 살이 찌는 이유(장 속 미생물) ·164
2) 장내 100조 개 미생물이 존재한다 ·165
3) 요요현상은 장내 세균 종에 의한 것이다(미생물 집단) ·166
4) 장내 미생물은 건강뿐 아니라 식습관에도 영향을 미친다 ·166
5) 운동을 하면 장내 유익균이 늘어난다 ·167
6) 장내 미생물을 지켜야 하는 이유 ·168
7) 발효식품은 장내 유익균의 활성화에 도움되며 또한 소화, 배설에 도움이 된다 ·169

3. 해독요법

1) 왜 해독을 해야 하는가 ·170
2) 단식과 해독의 차이 ·172
3) 명현(호전)반응 ·173

4) 명현반응 증상 ·174
5) 날마다 실천해야 하는 자연해독법! ·175
6) 가장 좋은 해독법은 '자연해독법' ·176
7) 일상생활 속에서 적극적으로 실천할 수 있는 4가지 – 소변, 대변, 땀으로 해독하기 ·177
8) 해독 프로그램 ·179
9) 해독 케이스 ·181

4. 건강식품/장수식품

1) 천기누설 10대 건강식품 ·186
2) '타임스'지가 꼽은 세계 10대 장수식품 ·187
3) 건강식품+장수식품 ·188
4) 세계보건기구가 발표한 세계 10대 불량식품 ·189

5. 생활습관병

1) 정의 ·190
2) 예방 방법 – 식이요법 ·192

6. 고혈압(hypertension)

1) 정의 ·193
2) 고혈압의 근본원인 ·194
3) 고혈압 양약 ·195

7. 고지혈증(hyperlipidemia)

1) 진단 ·197
2) 중성지방과 콜레스테롤 ·199
3) 콜레스테롤 수치와 중성지방 수치는 같은 개념이 아니다 ·207
4) 콜레스테롤 ·208
5) 콜레스테롤은 고밀도(HDL)와 저밀도(LDL) 2가지가 있다 ·210
6) 섬유질이란? – 왜 코끼리는 채식만 하는데 비만인가? ·211

8. 비만

1) 다이어트 식단 ·219
2) 하루 세 끼 식단 ·220
3) 운동 ·220

9. 건강 10계명

1) 호흡(신선한 산소의 공급과 이산화탄소의 배출) ·221
2) 물(물은 청소제) ·221
3) 햇볕(에너지와 생명의 근원) ·222
4) 음식(영양의 섭취) ·222
5) 운동(움직이지 않으면 기능이 멈추어간다) ·223
6) 휴식 ·223
7) 절제 ·224
8) 감사하는 마음, 낙천적인 마음 ·224
9) 몸을 따뜻하게 하자 ·224
10) 정기적으로 청혈해독 인체 정화를 하자 ·225

결론 ·226

참고문헌 ·228

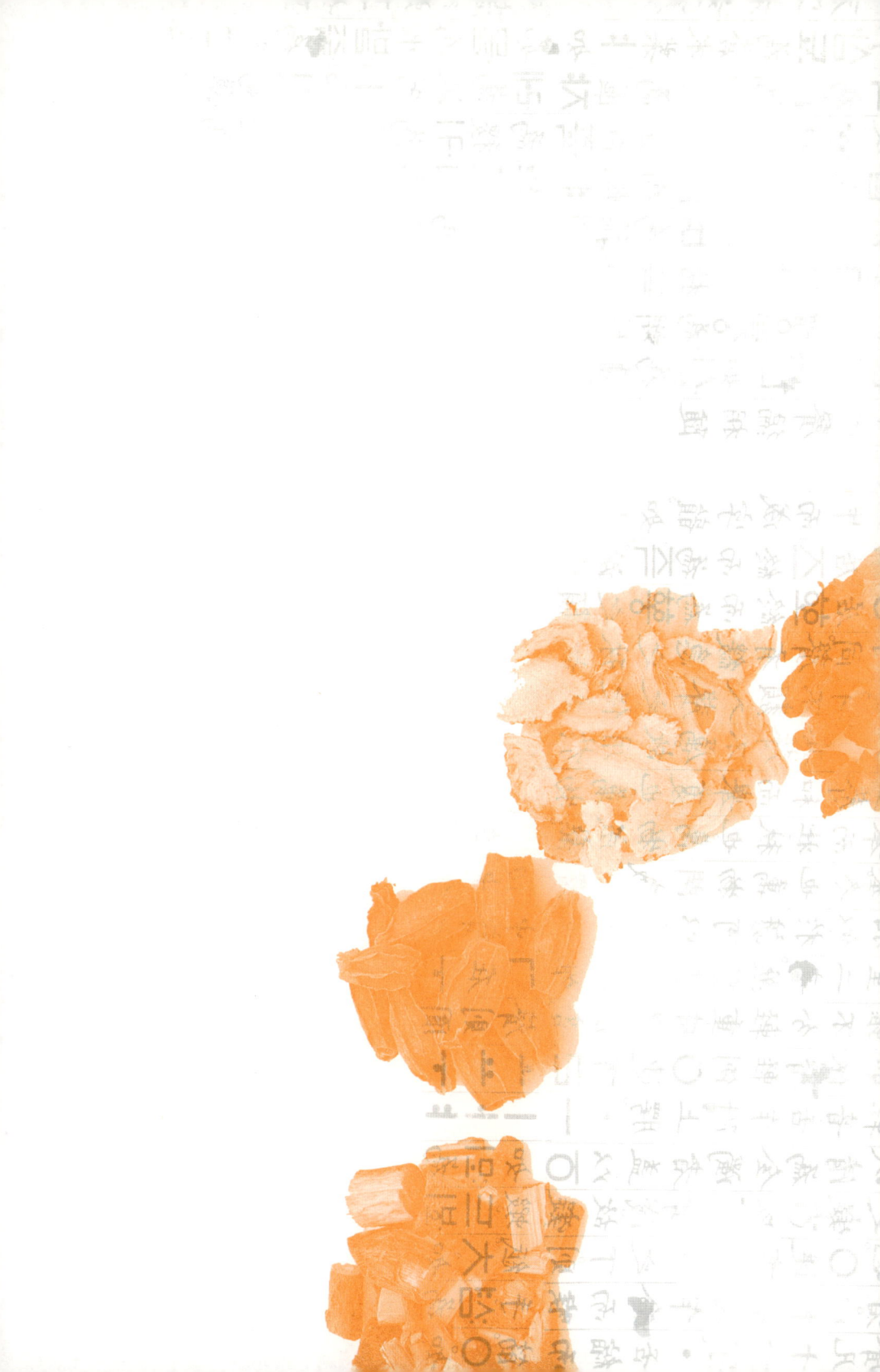

part 1

당뇨

1. 당뇨병

1) 당뇨병이란 무엇인가?

당뇨병이란, 뜻 그대로 풀이한다면 소변 속에 당이 나온다는 뜻이며, 인슐린 분비 부족이나 인슐린에 대한 세포 반응성 저하로 인해 음식물이 소화되어 얻어지는 포도당이 우리 몸에서 적절하게 사용되지 못하고 혈액 내에 축적되는 질병이다.

따라서 당뇨병 상태에서는 혈중 포도당(Glucose)의 농도가 높아지고 그로 인하여 체내 여러 부위에서 합병증이 나타날 수 있다.

그러면 먼저, 일반적으로 체내에서 음식물이 소화되는 과정을 살펴보도록 하자. 음식물(그중에 탄수화물)이 우리 몸으로 들어오게 되면 1~5분 이내에 포도당(glucose)으로 전환이 되고 췌장에서 인슐린을 만들어 내라는 명령을 한다. 이 인슐린은 혈관 속의 포도당이 세포로 들어갈 수 있도록 하는 열쇠 역할을 한다.

포도당이 세포로 들어간 후에는 에너지원으로 쓰이게 되는데 만일 위와 같은 과정 중 당신의 몸에 인슐린이 없거나 인슐린 분비가 적거나 인슐린이 부적절하게 사용되는 사람들은 혈액 속의 포도당 농도가 정상 범위를 유지하지 못하게 되어 여러 가지 증상을 일으키게 된다.

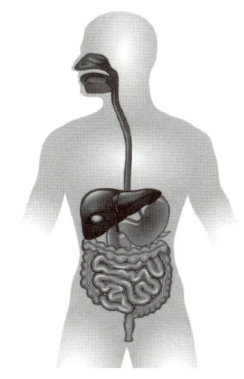 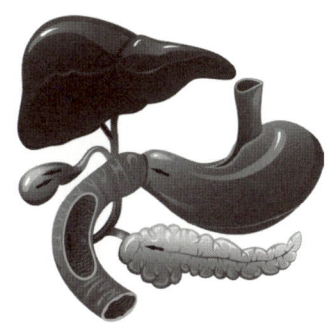

— 잘못된 상식: 소변에 당이 나와야 당뇨병이다.
— 올바른 지식: 요당은 조절되지 않는 당뇨병과 같이 혈당이 약 180mg/dL 이상으로 높이 올라가는 경우에만 양성으로 나타나므로 일반적인 당뇨병의 진단 목적으로 사용하지 않는다.

당이란 것은 포도당을 말하는 것으로 혈액 속에는 일정량 정도의 포도당(혈당)이 필요한데 여러 원인에 의해 혈당이 너무 많아 소변으로 넘쳐 나오는 것을 뜻한다.

포도당이란 것은 우리 몸이 활동하는 데 필요한 중요한 연료이며 음식을 통해서 섭취되어서 간장이나 근육, 지방세포 등에 저장이 되어 필요할 때마다 쓸 수 있게끔 돼 있다. 그러나 여러 원인으로 인해 포도당이 저장되지 못해서 우리 몸이 사용하지 못하면 혈액 속에 포도당의 농도가 점점 올라가 흔히 말하는 당 수치가 상승이 되고 소변에 당도 배설이 된다.

당뇨병은 소변에 문제가 있기보다는 혈액 속의 당이 원인이기에 당뇨병보다는 당혈병이 더 맞는 말이다.

2) 당뇨 증상

당뇨병의 증상은 다양하며 때로는 전혀 증상이 없는 경우도 있다.

따라서 다음과 같은 경우에는 당뇨병에 대한 검사를 해 보는 것이 좋다.

1. 물을 자주 마신다.
2. 쉽게 배가 고프다.
3. 음식을 자주 많이 먹게 된다.
4. 소변을 자주 본다(특히 야간에 심함).
5. 상처가 더디게 낫는다.
6. 몸무게가 줄면서 피곤하다.
7. 피부가 건조해지고 가렵다.
8. 눈이 침침해진다.

3개 이상일 경우 당뇨 위험이 높으므로 전문 상담을 요한다.

3) 당뇨 통계 - 점점 늘고 있는 당뇨 환자들

고혈압, 당뇨 1,000만 명 시대라는 말이 나올 정도로 고혈압과 당뇨로 고민하는 환자들이 늘고 있다. 현대인들의 운동 부족, 과식, 비만, 스트레스로 고혈압과 당뇨 환자가 점점 늘어나는 추세이며 2016년 당뇨병 통계를 보면 2000년대 이후 계속적으로 증가해 30대 이상 성인의 13.7%인 470만 명이 당뇨병 환자로 파악되고 있다.

여기에 당뇨병 위험군이라고 불리는 전(前) 당뇨 단계 환자들까지 포함하면 전 인구의 4분의 1을 차지하게 된다. 4명이 탄 승용차가 지나가면 그중 1명은 당뇨병 환자라는 것. 더욱 충격적인 사실은 이렇게 많은 환자 중에서 자신이 당뇨병 환자인 줄도 모르는 사람들이 10명 중 3명이라는 것이다.

즉, 글을 읽고 있는 여러분도 사실 당뇨병에 걸렸거나 당뇨병 위험에 노출되어 있을 확률이 매우 높다.

4) 당뇨의 원인

(1) 영양분의 불균형

- 정백가공식품(흰쌀, 밀가루, 백설탕, 소금, 조미료 등등)과 육류식품의 과대 섭취로 인한 고열량 및 탄수화물, 지방의 과잉 공급.

- 잡곡밥, 야채, 채소, 과실류 등 섭취 부족으로 인한 섬유질과 비타민 미네랄의 결핍.

- 화학영농재배로 인한 음식과 인스턴트식품 등은 인체 내에 활성산소(체내 유해한 산소)를 증가시켜 면역력을 떨어뜨림.

(2) 비만, 운동 부족

비만인 사람은 인슐린이 우리 인체 내에 올바르게 작용을 하지 못하게 하는 인슐린 저항성이라는 현상을 유발하게 된다. 결국 체격을 유지하기 위해 더 많은 인슐린을 생성해야 하고 한계에 다다르면 인슐린 생성이 저하되어 혈당이 높아지게 된다.

운동이 부족하게 되면 각종 동맥경화 고혈압, 비만 등의 성인병도 오기 쉬우며 근육이 약화되어 인슐린 저항성을 증가시킨다.

(3) 가족력

유전적으로는 국내 연구진에 의하면 당뇨 환자의 유전 영향이 약 15~25%가량 받는 것으로 나타났으며, 부모가 모두 당뇨 환자일 때 그 자녀 중에 당뇨병에 걸릴 확률이 30~50% 정도이고, 일란성 쌍생아의 경우 한쪽이 당뇨인 경우에는 다른 한쪽이 당뇨병이 될 가능성은 거의 100%에 육박하고 있다.

또한 고혈압 환자는 유전력 25%로, 즉 4명 중 1명은 가족력으로 고혈압이 발생하는 것으로 파악된다.

(4) 기타

노화, 임신, 약물 복용(강압이뇨제, 소염진통제, 피임약, 갑상선호르몬제 등), 감염(간염, 췌장염, 담낭염), 큰 외과적인 수술 등이 4가지가 주요 원인이다.

즉 선천적으로 인슐린의 분비 능력이 떨어지거나 인슐린이 정상적으로 분비되어도 스트레스 화병이나 과식, 운동 부족으로 혈액이 탁해져 당뇨가 발생된다.

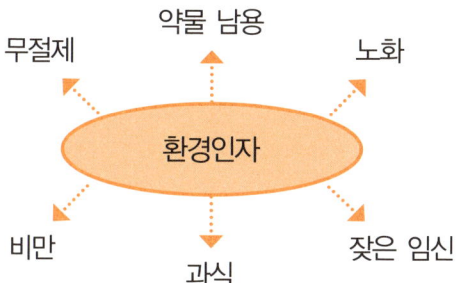

5) 당뇨의 역사

(1) 당뇨의 한방역사 – 이미 한의학에서는 예전부터 알고 있었다!!!

한방으로 본 당뇨병은 당뇨병의 갈증 같은 자각 증상을 강조해 '소(消)', '소갈(消渴)' 또는 '내소병(內消病)' 등으로 불렸다. 기원전 700년경 《황제내경》이라는 한의서에는 소갈증에 대해 "음식을 먹자마자 눈 녹듯 녹아버려 돌아서면 배가 고프고 입이 마르는 것"이라고 서술해 놓았다. 기원전 2세기에 '중국의 히포크라테스'라 불리는 장중경이 '소갈'이라는 병에 대해 다음(多飮), 감염증, 비만, 미식과 관계있다고 기록했다.

우리나라에서의 첫 당뇨병 기록도 13세기 중엽 고려 고종 때 발간된 책 《향약구급방》에 적힌 '소갈'이다. 조선 시대 들어 1433년 세종대왕 때 완성한 《향약집성방》에는 "소변이 달다"라고 기술돼 있다. 1613년 광해군 5년에 완성된 《동의보감》엔 소갈증에 대한 자세한 기록과 합병증 기록이 적혀 있고, "이 질병엔 당의 섭취 제한과 안정이 필요하다"고 적혀 있다.

흔히 당뇨병을 놓고 자칫 과도한 영양 섭취를 할 때 생길 수 있다고 해 '부자병'이라고 한다.

실제 기름진 음식을 마음껏 먹고 운동을 안 한 탓인지 왕실에서는 당뇨 환자가 많았다. 조선 철종도 그랬고 메이지(明治) 일왕도 당뇨 질환을 앓았다고 한다.

하지만 '소갈증'을 앓았다고 손꼽히는 대표적 인물은 조선 시대 넷째 임금이며 성군인 세종대왕이다. 그는 식성이 좋아 하루 4차례 식사를 했고 고기가 없으면 수저를 들지 않을 만큼 육류를 좋아했다고 한다. 사냥 같은 것엔 흥미가 없어 몸도 비중(肥重)했다고 한다.

병치레가 잦았던 세종대왕은 27세부터 약을 먹기 시작했다고 사서(史書)에 기록돼 있다. 한의학에서는 세종의 고질병을 소갈증(消渴症)에서 온 합병증이라 보았다.

한의학에서는 당뇨병(소갈증)을 상소 = 심장과 폐장, 중소 = 소화기와 간장, 하소 = 생식기와 신장 이상의 3가지 원인으로 구분하나, 우리나라 당뇨병의 형태는 3가지가 합쳐진 유형이 대부분이다.

(2) 당뇨의 양방역사 – 과학의 발달로 점점 세분되게 발견되었다!!!

① 최초로 당뇨병 임상증상 기술
기원전 1550년경에 제작된 에버스 파피루스(Ebers papyrus: 현존하는 가장 오래된 의학 고문서 중 하나로 독일 출신의 이집트 학자 George Ebers에 의해 발견됨)에서는 당뇨병에서 볼 수 있는 임상적 특징인 너무 많은 양의 소변을 배출하는 상태의 질환을 기술하고 있다.

② 당뇨병(diabetes)이라는 용어 사용
'사이펀(siphon)'을 뜻하는 그리스어에서 아레타에우스(Aretaeus)가 2세기에 처음 사용하였다. 사이펀(siphon)의 의미는 사람의 몸에 물이 머무르지 않고 빠져나간다는 뜻이다. 아레타에우스는 오늘날에도 흔히 볼 수 있는 증상인 소변량이 많아지고 목이 마르고, 체중이 감소하는 상태를 중심으로 이 질환에 대한 기술을 하였다.

③ 췌장 내의 랑게르한스섬 기술

베를린의 폴 랑게르한스(Paul Langerhans, 1847~1888)는 췌장 내의 무리를 이루는 세포들에 대하여 처음 기술하였는데, 그는 이 세포들의 기능에 대해서는 밝히지 못하였다. 훗날 프랑스의 에드와르 라귀스(Edouard Laguesse)에 의해 이 세포들은 '랑게르한스섬(Islets of Langerhans)'이라고 명명되었고 그는 이것이 혈당을 낮추는 효과를 가지는 호르몬을 생성하는 췌장의 내분비 조직이라는 것을 제안하였다.

④ 인슐린이란 호르몬 발견

인슐린은 1921년 캐나다의 토론토 대학에서 외과 의사인 반팅(Frederick G Banting, 1891~1941), 그의 학생 조교인 베스트(Charles H Best, 1899~1978), 생화학자 콜립(James B Collip, 1892~1965), 생리학자인 맥클라우드(JJR Macleod, 1876~1935)의 공동연구에 의해서 발견되었다.

6) 당뇨에도 유형이 있다!

(1) 제1형(인슐린의존형) 당뇨병

전 당뇨병 환자 중 3% 미만으로 비교적 흔히 보는 질환은 아니지만 주로 소아에서 발병되나 성인에서도 흔히 발병된다. 이 질환 때는 인슐린을 분비하는 베타세포가 거의 90% 이상 파괴되기 때문에 인슐린 분비가 절대적으로 감소하므로 평생 인슐린 주사를 맞아야 한다. 만약 인슐린 주사를 맞지 않았을 경우에는 급성 대사성 합병증으로 사망할 수 있는 매우 심각한 질환 중 하나이다.

제1형 당뇨병은 유전적 소인과 각종 환경인자의 상호작용에 의해 췌장 베타세포가 파괴되는데 췌장 베타세포가 파괴되는 정확한 기전은 밝혀지지 않았지만 자가 면역 유전이 관여되고 있는 것만은 확실하다.

제1형 당뇨병의 가족력이 있는 사람에게서 당뇨병이 빈발한다는 것은 사실이나 일란성 쌍생아에서 당뇨병 일치율이 50%로 나타나는 점 등으로 미루어 볼 때 유전적 소인이 중요한 역할을 할 것으로 생각된다. 당뇨 발생에 직접 관여하는 유전인자는 아직 확실치 않으나 최근 조직적합항원 유전자군이 연관되어 있을 것으로 알려져 있다.

제1형 당뇨병은 유전적 소인이 있는 환자에게서 환경인자, 즉 화학물질 약제 및 바이러스가 작용함으로써 면역기능에 이상이 초래되어 췌장 베타세포가 파괴되어 유발된다고 추정되고 있다.

(2) 제2형(인슐린비의존형) 당뇨병

당뇨병의 원인 전체 당뇨병 중 약 90% 이상을 차지하는 제2형 당뇨병의 원인은 유전적 소인이 매우 중요하고 그밖에 환경인자로 비만, 고칼로리 섭취, 약물 및 스트레스 등이 관여한다.

유전이 당뇨병 발생에 중요한 역할을 한다는 것은 오래전부터 알려져 왔다. 특히 성인에서 주로 나타나는 제2형 당뇨병의 경우에는 제1형 당뇨병에 비해, 유전적 성향이 훨씬 강하고 비만증이나 스트레스와 같은 환경적 요인이 가해지면, 당뇨병의 발생률이 훨씬 높아진다.

예를 들면 부모 형제나 친척 중에 당뇨병이 있는 사람들은 그렇지 않은 사람들보다 당뇨병에 걸릴 확률이 훨씬 높고 또한 이 확률을 가까운 친척에 당뇨 환자가 많을수록 더욱 높아진다.

결국 당뇨병 환자들이 가족력이 있는 사람을 앞으로 당뇨병이 발생할 수 있는 가능성을 가지고 있다고 명심하고, 환경적 요인들에 노출되지 않도록 평소 식사 조절 및 적절한 운동을 통해 당뇨병의 발병을 사전에 예방해야 한다.

그러나 당뇨병에 걸리기 쉬운 유전인자를 갖고 태어난 사람이라고 모두 당뇨병에 걸리는 것은 아니다.

당뇨병은 이러한 체질(유전적 요인)을 갖고 있는 사람 중에서 일생을 살아가면서 당뇨병 발병에 관여하는 여러 가지 환경적 요인들에 노출된 사람에게서 발병된다. 당뇨병을 일으키는 환경적 요인들은 비만, 호르몬 과다 복용, 약물, 임신, 스트레스 등이 있다.

인슐린은 세포에서 포도당을 이용하는 데 꼭 필요한 호르몬이다. 그런데 우리 몸에는 인슐린의 작용 반대되는, 즉 인슐린의 작용을 방해하여 혈당을 올리는 호르몬들도 정상적으로 존재하고 있다.

이러한 호르몬들은 성장호르몬, 부신피질호르몬, 카테콜아민, 갑상선호르몬, 글루카곤 등으로 보통의 경우 꼭 필요한 양만큼 혈액 속에 있으면서, 인슐린과 서로 균형을 이루어 혈당을 정상으로 유지시켜 준다.

그러나 이러한 인슐린에 반대로 호르몬 등이 호르몬 생산조직에서 너무 많이 만들어지게 되면, 혈액 속에 인슐린이 있다고 할지라도 인슐린의 작용은 심한 방해를 받아 혈당이 오르게 되어 결국 당뇨병이 발생한다.

7) 당뇨인으로서 불편한 점

1. 음식을 마음껏 못 먹어 스트레스받는다.
2. 먹기 싫어도 야채 나물 위주로 먹어야 하며 밥, 면, 육류, 과일, 단 음식을 많이 먹지 않도록 주의해야 한다.
3. 운동을 자주 해야만 하기에 힘이 든다.
4. 약을 꼭 챙겨 먹어야 하므로 불편하다.
5. 합병증이 걱정이다.
6. 간혹 저혈당을 신경 써야 한다.
7. 자주 피곤하고 눈도 침침하다.
8. 피부나 발 관리를 잘해야 한다.

8) 당뇨병의 판정 기준

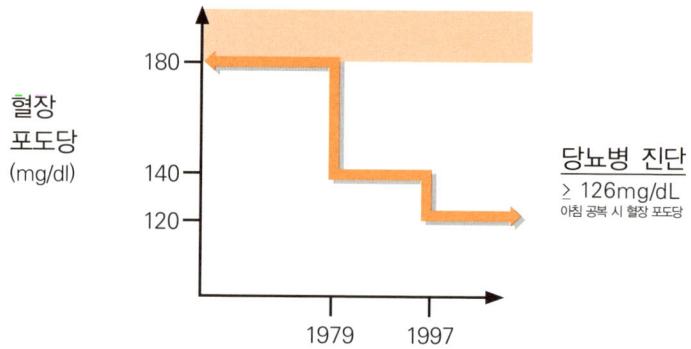

9) 당화 혈색소(HbA1c) 검사 - 제일 중요한 검사이다!!!

혈액 속에는 백혈구, 적혈구 등이 있는데, 적혈구 안에는 혈색소(헤모글로빈)가 있다. 이 혈색소 중 당이 달라붙어 있는 혈색소를 '당화 혈색소(HbA1c)'라고 한다.

혈색소는 우리 몸에 산소를 공급해 주는 역할 등을 하는데 당이 달라붙어 있게 되면 정상적인 혈색소의 역할을 제대로 할 수가 없다.

당화 혈색소(HbA1c)의 수치는 적혈구 안에 들어 있는 혈색소 중 정상적인 혈색소와 당이 붙어 있는 혈색소의 비율을 나타내는 것이다.

당화혈색소(%)	관리 상태	평균 혈당(mg/dL)
13	합병증의 위험 높음	330
12		300
11		270
10		240
9		210
8	합병증의 위험 낮음	180
7		150
6	정상 범위	120
5		90
4		60

(1) 요당 검사

소변에서 당의 존재를 알아보는 방법으로, 검사결과 양성으로 나오면 혈당 검사를 하여 정확한 진단을 받아야 한다(요당이 양성이라 하여 모두 당뇨병은 아니다).

(2) 혈당 검사

요당 검사 결과 양성이 나오거나 당뇨병의 자각증상 등으로 인해 당뇨병이 의심되는 경우는 혈당 검사를 하게 된다.

당뇨병의 진단에 있어 혈당치의 기준은 공복 혈당치 126mg/dL 이상, 식후 2시간 혈당치 180mg/dL 이상을 기준으로 한다.

(3) 표준 포도당 부하 검사

아침 공복 시에 혈액을 채취하고 포도당을 75g 경구 투여한 후 1시간, 2시간의 혈당을 측정한다.

(4) 전혈 포도당 농도(mg/dL)

시간	정상	내당능장애	당뇨병
공복	100 이하	100~125	126 이상
1시간	180 이하	180 이상	180 이상
2시간	140 이하	140~179	180 이상

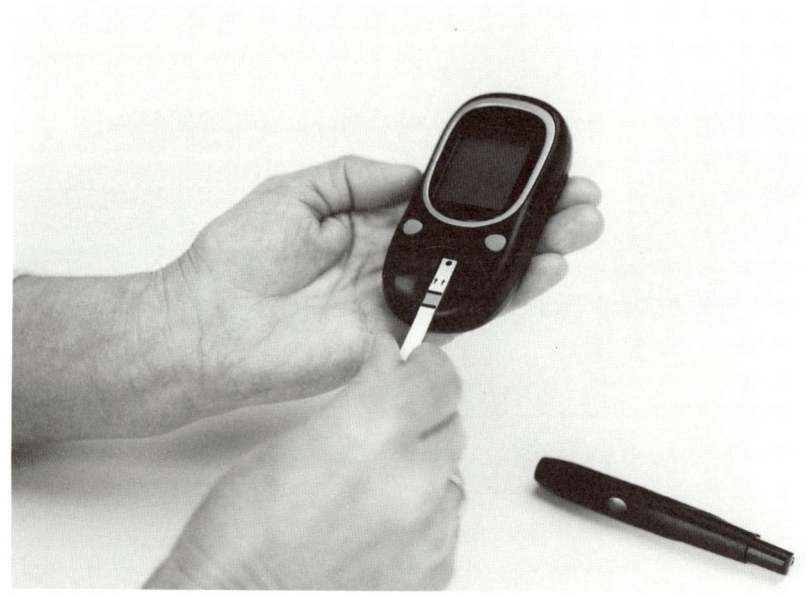

2. 양방치료

1) 양방치료 - 복잡한 것 같지만 사실 알고 보면 쉬움!

1. 췌장의 인슐린 분비를 촉진한다.
2. 간에서 포도당 합성을 억제한다.
3. 장에서 음식의 흡수를 억제시킨다.
4. 소변으로 당을 인위적으로 내보낸다.

주로 위 4가지 효능을 사용하여 인위적으로 혈당을 저하시킨다.

2) 당뇨 양약

당뇨의 역사가 오래된 만큼, 당뇨약 또한 여러 종류가 개발되어 시판 중이다.

하지만 현재 시판 중인 당뇨약들은 당뇨의 여러 가지 원인 가운데 한두 가지에 대해서만 작용하는 데다가, 대부분 부작용이 있다고 알려져 있다.

성인형 당뇨치료제로 이용되는 경구용 혈당 조절제를 예로 들어 보겠다.

(1) 설폰요소제(Sulfonylurease) 계통의 약품

제1세대 당뇨치료제로서 요즘도 쓰이고 있는 다이아비네스, 제2세대 경구 혈당강하제로 불리는 오리나제, 톨리나제, 다이아베타, 마이크로나제, 글리나제프레스템, 글루콘트롤, 아마릴 등이 그것이다.

이 유형의 약품은 모두 췌장의 베타세포에서 인슐린을 짜내는 작용을 한다. 하지만 장기간 복용하면 베타세포가 피로해져서 망가지고 감소되며, 신장 질환, 간 질환, 저혈당, 간 기능 장애, 두통, 어지러움, 권태, 내분비 계통의 이상 등의 부작용도 보도되고 있다.

(2) 비구아나이드(Biguanides) 계통의 약품

이 약은 인슐린의 작용을 돕고 간에서 만들어져 분비되는 당의 양을 줄여 혈당을 조절해 주는 효과가 있다.

글루코파지, 그리코먼, 글루코닐 등이 해당하지만 부작용으로 젖산에 의한 산증(acidosis), 심장합병증에 의한 사망률 증가가 보고되고 있다.

(3) 아카보즈(Acarbose) 계통의 약품

글루코베이, 프렌데이즈가 대표적인데, 이는 당이 소화되는 것을 늦춤으로써 식후 혈당이 급격히 올라가는 것을 막아준다.

이 또한 누에가루와 마찬가지로 인공적으로 소화불량을 만드는 셈이다. 부작용으로 장관 부작용, 복부팽만, 복부비만, 변비 등이 지적되고 있다.

(4) 다이어자이드(Thiazide) 계통의 약품

최근 레쥴린 등의 이름으로 판매되고 있다. 이 약은 수용체의 수를 늘리고, 인슐린 내성을 개선하고, 포도당의 흡수와 저장을 증가시키며, 간에서 포도당이 형성되는 것을 막아 준다.

하지만 이 종류의 약품은 기본적으로 항체(anti-body)를 이용하므로, 장기적으로는 암을 유발할 가능성이 있고, 이 약을 복용한 2%가량의 환자들이 심장마비에 걸리는 것으로 알려져 있다. 이로 인해 최근 영국에서는 이 약품에 대한 판매 금지조치가 내려졌다.

그 외의 부작용으로는 간염, 두통, 비정상 적혈구, 심장질환이 보고되고 있다.

(5) 글락소스미스클라인(GSK) 제약의 아반디아(Avandia)

제2형 당뇨병 치료제로 흔히 사용되며, 심장병에 의한 사망 위험과 심장마비 발병 위험을 각각 64%, 43%가량 높이는 것으로 나타났다.

3) 당뇨병에 걸리면 인슐린을 맞아야 하나요?

당뇨 환자의 치료는 인슐린의 개발로 획기적인 전환기를 맞이했다.

실제로 인슐린 주사법은 소아형 당뇨 환자, 식이요법으로 혈당 조절이 안 되는 임산부, 경구 혈당강하제로 혈당 조절에 실패한 경우, 당뇨 환자가 큰 수술을 할 경우, 고혈당으로 혼수상태에 빠졌을 경우에 유력한 치료법이다.

하지만 무턱대고 인슐린 요법을 사용하면 안 된다. 오랜 기간 인슐린을 투입하면 인슐린을 생산하는 베타세포의 기능이 아예 손상되어 버리기도 한다. 따라서 '당뇨는 인슐린을 맞으면 된다'고 단순하게 생각하는 것은 매우 위험하다.

4) 양방 혈당강하제

양방 혈당강하제는 혈당 강화를 위해 여러 가지 약을 단독으로, 또는 조합해서 사용한다.

1. 췌장을 직접 자극해서 인슐린을 분비하게 하는 설포닐 계통(아마릴, 다오닐, 디아미크롱, 글리클라지드, 글리메피라이드, 다이아비네즈 등)의 약
2. 간에서의 포도당 생성을 인위적으로 억제해서 혈당을 내려 주는 글루코파지와 같은 비구아나이드 계통의 약

3. 소장에서 당 흡수를 방해해서 혈당을 떨어뜨리는 베이슨, 글루코바이 같은 약
4. 근육이나 지방세포에서 인슐린이 잘 작용하도록 해서 혈당을 내려 주는 아반디아 같은 약

어느 1가지 약을 사용해 보고 안 되면 이 약, 저 약을 조합해서 사용한다. 요즘 소위 유행하는 맞춤식 당뇨 처방이라고 하는 것이 이 약, 저 약을 조합해서 사용하겠다는 의미일 뿐이다. 결국 이것도 안 되면 기다리고 있는 것은 인슐린 주사나 펌프뿐이며, 이것이 당뇨 치료의 현실이다.

마치 용수철을 눌렀다 띄면 용수철이 튀어 오르는 것처럼 혈당강하제를 장기간 복용하다 중단하면 복용 전보다 오히려 수치가 더 높아져 있는 경우가 종종 있다.

그리고 약에 대한 내성이 커서 약 복용 개수가 평균 3년에 1알씩 증가하는 경우가 많이 있다. 결국, 기존의 당뇨약들은 한두 군데의 신진대사 과정에만 인위적으로 작용하기 때문에, 부작용과 내성을 피할 수 없다.

좋은 당뇨치료제란, 탄수화물 소화과정의 각 단계에 골고루, 종합적으로 작용하면서도 약 자체에 대한 내성을 길러주지 않고 부작용이 없어야 한다.

3. 한방치료

1) 한방치료 - 한의학에서는 당뇨를 어떻게 치료하나요?

1. 췌장의 기능을 보강하고 인슐린 분비 관을 청소해 자연스럽게 분비를 유도한다.
2. 화를 줄여 간에서 포도당 합성을 자체적으로 줄여 준다.
3. 피를 맑게 하고 혈액순환을 촉진하여 인슐린의 전달력을 높인다. 즉 췌장 기능을 보강하고 인슐린의 전달력을 높여 자연스럽게 혈당을 떨어뜨리는 근본치료법이라 할 수 있다.

당뇨병의 원인은 크게 타고난 체질, 스트레스로 인한 화병 과식과 운동 부족으로 인해 혈액이 탁해져서이다. 이 3가지가 주요 원인이며 거기에 맞게 처방을 내리고 있다.

예를 들어 고과, 동충하초 등으로 약한 췌장을 보강하며 황금, 유근피 등의 약제를 사용하여 화병을 줄이고 인슐린의 분비와 흡수 기능을 증강시킨다.

그리고 혈액이 탁하면 인슐린의 흐름이 안 되므로 계혈등, 황련 등의 약재를 사용하여 혈액을 맑게 하며 합병증을 예방한다.

2) 한의학적 약물 치료법

(1) 당뇨 탕약

한방에서는 장부의 원기를 키워 자가 면역 능력을 증가시키는 데 역점을 두고 치료한다.

약물치료로는 육미지황탕, 가미인삼백호탕, 청심연자탕을 기본으로 하여 처방한다.

① 육미지황탕

당뇨병 치료에서 가장 자주 응용되는 처방으로 보음 작용이 있어 체질이 선천적으로 약해 쉽게 추위를 타고 손발이 차며 안색이 창백한 경우에 사용한다.

② 가미인삼백호탕

주로 폐기가 약하여 목마름이 심하여 자주 물을 찾고 기력이 없는 소아당뇨에 많이 사용한다. 방제 중 인삼은 기를 보하는 작용이 강해서 면역 기능이 저하되어 발생한 염증이나 감염 등의 증상이 있을 때 사용하면 탁월하다.

③ 청심연자탕

가슴 위쪽으로 열이 올라와 목이 마르고 왠지 불안해하며 안절부절못하는 증상의 당뇨병에 사용되며, 한의학에서는 상화라고 하는 떠 있는 화기를 낮추는 작용을 한다.

3) 한방 당뇨환 - 복용하기 편한 당뇨환약!

한방 당뇨환은 임상적으로 또 실험적으로 췌장을 보강하거나 혈당 강화에 효과가 있다고 검증된 한약제만을 발효 농축해서 사용한다.

환제이기에 탕약보다는 복용하기 편하고 장복하거나 휴대하기 간편한 이점이 있다. 대표적으로 누에, 뽕잎, 동충하초, 천화분, 오미자, 쑥, 여주, 황기, 황련, 해당근, 백복령, 차전자, 숙지황, 인진 등을 사용하고 있다.

이러한 한약재들은 양약에 비해서는 혈당 강하 효과가 적거나 느린 것은 사실이다. 그러나 부작용이나 내성이 거의 없으며 췌장 기능을 강화하고 인슐린 분비를 촉진하여 혈당을 떨어뜨리나 저혈당이 되지는 않는다. 또한 혈류를 개선하고 혈액을 맑게 하여 합병증 예방에 효과적이다.

초기에는 해독요법과 같이 환을 같이 복용하다 혈당 수치가 안정되면 환 복용 개수를 줄여나간다. 양약을 복용하는 사람은 같이 병행 복용하다가 수치에 따라 양약을 줄이거나 중단한다. 그 후 수치가 계속 안정되면 환을 더 줄여나가 나중에는 환을 소량으로 복용하거나 중단하면 된다.

물론 음식 관리 및 해독요법을 병행해야 빨리 좋아질 수 있으며 운동요법을 병행해야 재발 가능성도 낮출 수 있다. 치료 과정은 대략 6개월에서 1년 정도 예상하면 된다.

〈치료 단계〉

1. 양방치료와 한방치료를 병행하다 수치가 안정되면 양방치료를 중단해 나간다.
2. 양방치료를 중단해도 수치가 안정되면 한방치료를 줄여나간다.
3. 그 후 혈당수치가 3개월 이상 계속 안정되면 당뇨 환을 재발 방지를 위해 소량으로 복용하거나 중단한다.

4) 한방당뇨치료는 2형 당뇨인과 발병 초기 (약 3년 이내)인 사람에게 효과가 좋다

물론 소아당뇨(1형 당뇨)에게도 효과가 나타나지만 2형 당뇨보다는 떨어지는 것이 사실이다. 1형 당뇨는 췌장의 소도세포 자체가 많이 손상되었기 때문이다.

사실 한국의 경우 97%가 2형 당뇨이므로, 한방치료는 거의 대부분의 당뇨인들에게 효과가 나타난다고 할 수 있다.

5) 한약을 먹는다고 하면 흔히 양방의사가 당뇨 환자들에게 단골로 하는 말

한약을 먹는 환자를 마치 이상한 사람 취급하면서 왜 그러한 약을 먹느냐는 표정으로 "한약 먹으면 간이 큰일 납니다"라고 말이다.

한약 속에 무슨 성분이 들어가 있는지 확인하고 알기나 한 것처럼 말한다. 그것은 의료인으로서 아주 무책임한 말일 뿐만 아니라, 오히려 앞에 앉아 있는 환자를 무시하는 것이다. 마치 사실은 그 자신도 한약에 대해서는 조금도 모르면서 다 아는 것처럼 말을 한다.

요즘은 양방의원뿐 아니라 한의원에서도 간 기능 검사, 신장 기능 검사, 혈당 검사 등 혈액 검사가 대부분 가능하다. 한약을 장기간을 복용한 뒤 각종 검사를 양방이든 한방이든 검사해 보면 바로 알 수가 있다.

양약을 끊고 한방당뇨치료를 하던 환자가 병원에 갔다. 양약을 먹을 때는 그렇게도 혈당 조절이 안 되더니 한방치료를 하고서는 혈당 조절이 아주 잘 되었다. 그것도 양약을 끊고서 말이다.

양방의사가 하는 말이 "분명히 한약 속에 당뇨약을 갈아서 넣었을 것이다. 그렇지 않고서야 어떻게 한약으로 그렇게 혈당이 내려갈 수 있겠느냐?"라고 말을 하는 경우가 있다.

한마디로 한약에 대한 무지와 불신의 소치이다. 일부 양방의사가 한약을 싫어하는 이유 중 하나는 본인들이 사용할 수 없기 때문이다.

6) 당뇨병은 최근에 발견된 병이 아니다

'소갈병'이라고 해서 기원전 700년 전 《황제내경》에 이미 기록이 있으며 그때부터 한약제로 치료를 해왔던 질환이다.

역사적으로 양방보다 한방에서 더 오래전부터 당뇨를 치료하였으며 관련된 한방 처방과 책자도 많이 있다.

7) 당뇨병은 정말 치료되는가?

"당뇨병이 정말 치료되는가?"라고 묻는 사람들이 많다. 물론 그렇게 묻는 심정은 이해한다.

워낙 양방에서 '당뇨병은 치료 약이 없으니 평생 먹어야 한다'는 말만 들어왔으니 말이다. 하지만 치료하다 보면 복용하는 양을 줄여갈 수 있다는 것이다.

좋아지지 않는데 어떻게 약을 줄여나갈 수가 있는가? 물론 줄여나가는 속도가 사람마다 다르다. 환경이 모두 다르기 때문이다. 술, 고기, 담배를 열심히 하면서 운동까지 하지 않는 사람과 채식을 많이 하면서 운동을 열심히 하는 사람과는 줄이는 속도가 당연히 다를 수밖에 없지 않겠는가?

아무리 좋은 약이라도 협조가 필요하다. 채식, 절식, 해독요법과 운동을 꾸준히 열심히 해야 한다. 운동도 하지 않으면서 술과 탄수화물을 열심히 먹는다면 한방치료를 받아도 혈당을 조절하는 데 한계가 있으며 양약을 줄여나가는 속도는 그만큼 늦어질 수밖에 없다.

당뇨는 유전인자를 갖고 있다고 보기 때문에 유전인자까지 없어지지는 않는다. 즉 재발 가능성이 높은 질환이다. 감기에 걸렸다가 나았지만 다시 걸릴 수 있는 것처럼 당뇨인들은 혈당이 한동안 좋아졌다가 관리가 부족하면 언제든 다시 재발할 수 있다.

따라서 평생 관리를 필요로 한다. 어차피 건강을 위해서라도 운동과 채식을 많이 해야 한다.

다시 보면 당뇨인들의 관리는 당뇨뿐만이 아니라 건강 자체를 위한 생활이다. 가능한 즐거운 마음으로 생활하시길 바란다.

4. 당뇨 한약재

1) 실험적으로 임상적으로 검증된 한약재들

여주	식물성 인슐린과 카라틴 성분이 인슐린 분비를 돕고 혈당의 분해를 도와줘서 혈당 강화 작용
해당근	항고혈당과 중성지방 혈중 개선 및 간세포 보호 효과, 피를 맑게 하고 순환을 좋게 하여 당뇨를 치료하고 합병증을 예방
백강잠	혈당 조절 및 지질대사 개선 효과
상엽	열을 내려 주고 혈액을 맑게 해 주는 청혈작용, 콜레스테롤과 변비에도 효과, 영양분의 포도당 전환을 늦게 하여 급속히 오르는 혈당을 저하시키는 효과
천화분	췌장 세포의 손상 억제, 항암, 항염증 작용이 뛰어나며 갈증을 멎게 하는 효과
강황	당뇨인의 죽상동맥경화증을 낮추는 효능, 항염증, 피부 노화 예방
고삼/명월초	항당뇨, 혈당 저하
귀전우	항당뇨, 동맥경화 개선, 각종 통증 개선
포공영	각종 항염증 작용, 간 기능 개선, 합병증 예방
삼백초	항암, 항염, 항고혈압, 항당뇨 작용
황기	보기, 보폐, 피로감 개선, 기력 보강, 혈액순환 개선, 합병증 예방
후박	대장 연동 증가로 변비 개선 및 음식 흡수 지연효과, 혈당수치 저하
삼릉/봉출/계혈등	어혈지제, 당뇨 합병증 예방 및 개선
유근피/황금/황련	항염증, 해독 기능
인진	혈당 저하, 지질 대사 개선
백작약	보혈, 보간, 피로감 개선, 혈액 순환 개선
계지	혈액순환, 혈당 저하 및 콜레스테롤 개선, 당뇨병성 신경병증 개선
동충하초	혈당 저하 기능, 항암, 폐 기능 보강, 허약체질 개선
돼지감자	장에서 음식 흡수를 저하시켜 식후 혈당수치 개선, 췌장 세포 보호 효과
야콘	혈당 강화, 지질대사 개선, 간 기능 대사 개선, 항산화 작용에 효과

2) 주요 당뇨 한약재 상세 설명

(1) 여주

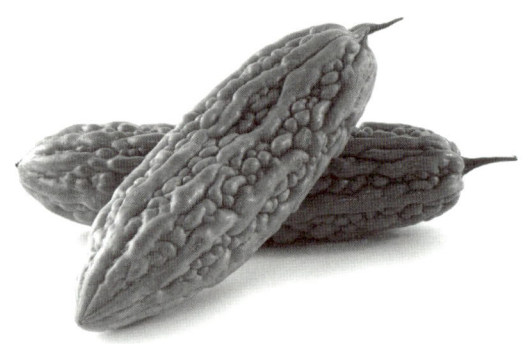

　천연 인슐린으로 '모모르디카'라고 불리는 여주는 당분 연소를 촉진하고 췌장 기능 활성화한다. 열매와 씨에 '식물인슐린'을 다량 함유하고 있다.

　중국 명나라 때 편찬된 유명한 약용 식물 백과엔 "번갈을 멈추게 한다(당뇨병에 효과가 있다)"라고 쓰여 있고 《본초강목》에선 "해열, 피로 해소, 정신안정, 안정 피로에 효과가 있다"고 했다.

　중국에선 현재도 정장 등의 목적으로 여주의 열매나 씨, 잎이 민간약으로 이용되고 있다.

　이처럼 여주는 옛날부터 '의식동원'의 식품으로 이용해 왔다.

여주의 성분들 가운데서 특히 주목받고 있는 것은 당뇨병에 효과가 있는 것으로 밝혀진 식물인슐린(p-insulin)과 카란틴(charantin)이란 성분이다.

식물인슐린은 체내에서 인슐린과 비슷한 작용을 하는 펩타이드의 일종으로 여주의 열매와 씨에 많이 들어 있다. 식물인슐린은 간에서 당분(포도당)이 연소되도록 돕고, 또한 포도당이 체내에서 재합성되지 않도록 함으로써 당뇨병 환자의 혈당치를 낮추는 작용을 한다.

(2) 홍삼

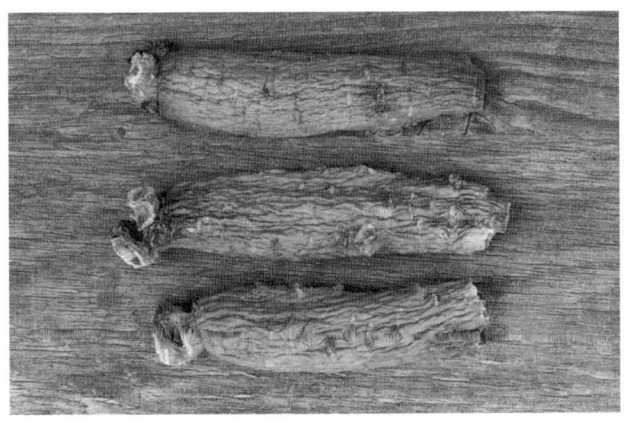

당뇨병 환자에게 홍삼을 투여하면 환자에 따라서 혈당량이 저하되거나, 인슐린 치료 환자는 투여량 감소 조절이 가능했다. 특히, 자각증상으로 현기증, 어깨 결림, 흉부압박감, 갈증, 전신, 권태감, 머리가 무거운 증상 등이 크게 개선되었다는 임상연구 결과가 일본 에히메 의과대학 오꾸다 교수, 일본 오사카 닛세이 병원 야마모도 박사, 일본 시립 야하따오마 종합병원의 요시다 박사 등에 의하여 발표되었다.

에히메대 의학부 생화학 교수인 오쿠다 박사는 최근 연구에서 "고려홍삼이 당뇨병의 치료에 큰 효과가 있음을 확인했다"고 말했다.

오쿠다 박사에 따르면, 고려홍삼에 포함된 아데노신과 파이로글루타민산이 당뇨병 치료에 필요한 인슐린 분비를 현저히 증강시킨다는 것이다.

오쿠다 박사는 또 "고려홍삼이 미세혈관의 혈액순환을 촉진시켜 당뇨병 환자가 흔히 걸리기 쉬운 동맥경화 등의 증상을 예방시켜 줌으로써 당뇨병 치료에는 천혜의 약"이라고 밝혔다.

일본의 요코자와 등은 당뇨가 있는 쥐에 인삼 사포닌을 투여한 결과, 혈당치가 떨어지고 당뇨 증상이 크게 개선되었다고 1988 제5회 국제 인삼 심포지엄에서 발표하였다.

(3) 돼지감자

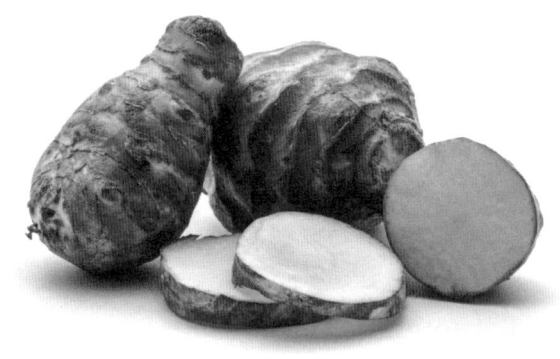

이눌린이 식물 중에 최고로 많이 들어 있어서 당뇨병에 도움이 된다. 또한 혈당치를 상승시키지 않고, 인슐린의 역할을 하기 때문에 피곤해진 췌장을 쉬게 할 수 있어 돼지감자를 '천연의 인슐린'이라고 한다.

'이눌린' 이외에도 비타민이나 미네랄을 풍부하게 함유하고 감자류가 이눌린을 함유하고 있지만 0.2%에 그친 반면, 돼지감자는 15~20%이기에 돼지감자는 천연 인슐린 식품으로 평가받고 있다.

(4) 큰번데기동충하초

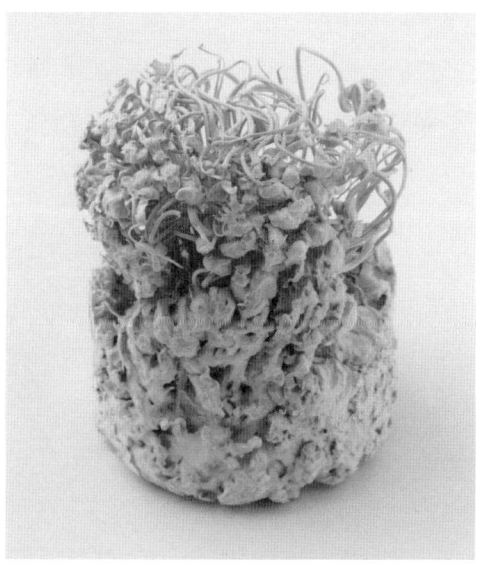

건국의대 최수봉 내과 교수의 국제저널(Biosci. Biotechnol. Biochem, 68(11), 2257~2264, 2004) 발표 논문에 따르면, 큰번데기동충하초(Cordyceps militaris, 밀리타리스 동충하초)는 당 이용을 증

가시켜 탁월한 항당뇨 효능을 나타낸 반면 눈꽃동충하초(Paecilomyces tenuipes)는 오히려 이를 악화시키는 것으로 나타났다.

췌장을 90% 절제한 2형 당뇨병 실험동물 모델을 사용한 연구에서 큰번데기동충하초의 당 이용률은 19.4±3.4mg/kg BW/min로 췌장절제군(14.0±2.3)에 비해 높았으며 정상군에 가까운 수치를 보이는 등 많은 효과를 나타냈다. 그러나 눈꽃동충하초(11.2±2.1)는 췌장절제군보다 오히려 낮은 당 이용률을 기록했다.

최 교수는 논문에서 큰번데기동충하초는 인슐린 분비에는 영향을 주지 않으면서도 적은 양의 인슐린을 효과적으로 사용하게 해 인슐린 저항성을 감소, 당 이용률을 향상시켰다고 밝혔다.

(5) 노루궁뎅이버섯

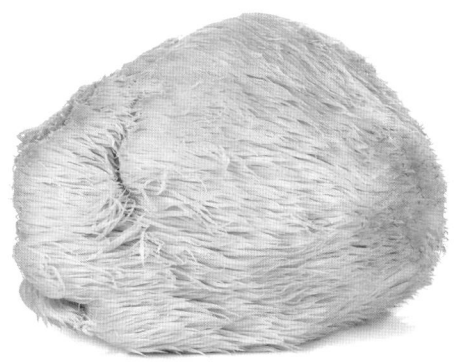

　일본식품분석센타에서는 1999년 12월 20일 발표에는 보통 버섯에는 활성산소와 연관된 성분수치가 2000~3000단위/g이 존재하지만 노루궁뎅이 버섯에는 8,400단위/g 정도라는 단위의 값이 검출되어 연구자들을 놀라게 하고 있다.

　질병과 활성산소의 인과관계는 아직 연구를 계속하는 단계지만 노루궁뎅이버섯에 의해 여러 가지 난치병을 극복할 수 있다는 보고가 연구회에 지속적으로 있다는 사실은 활성산소 제거 효과가 우수함을 입증하고 있다.

　또한, 노루궁뎅이버섯에 함유된 헤리세논과 에리나신 성분이 뇌세포의 활성화와 치매에 도움이 되고, 글루칸은 체내의 면역력을 높인다는 일본 시즈오카대학 하카시 박사 연구 결과가 발표됐다.

이 버섯의 특정 성분이 베타세포의 감소 혹은 베타세포의 파괴를 막는 동시에 다소의 회복작용으로 인슐린이 정상적으로 분비되고 혈당치가 떨어져 당뇨병 개선에도 도움이 된다고 전했고, 국내에서도 농촌진흥청 등 연구기관들이 유사한 연구결과를 발표하면서 노루궁뎅이버섯에 대해 최근 현대 의학에서도 관심을 두고 있다.

(6) 칡뿌리

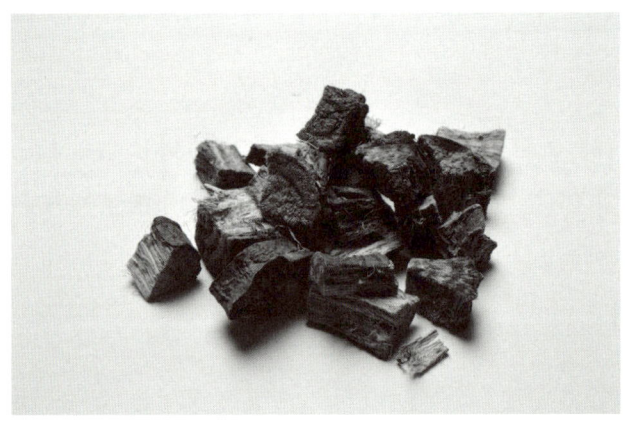

칡뿌리는 최근 여러 가지 성분이 연구 분석되어 입증되었는데 밝혀진 칡뿌리 즙의 효능은 다음과 같다.

1. 신진대사를 활발하게 만들어주어 체력을 돋우고 노화를 방지하는 효과
2. 식물성 에스트로겐이 대두의 30배 그리고 석류의 625배나 많기 때문에 꾸준히 복용하면 폐경에 따른 갱년기 증상을 완화시켜 주는 효능
3. 칡뿌리 즙에 함유된 카데킨은 숙취 해소뿐만 아니라 간 기능 회복에 탁월한 효능
4. 칡뿌리 즙에는 사포닌 성분과 식이섬유 성분이 풍부해서 당뇨, 고혈압 등 성인병 예방 효능

칡뿌리는 성질이 맑으므로 해열 효능이 있고 진액이 나게 한다. 따라서 열이 나서 진액이 소모되어 갈증을 느낄 때 갈근은 갈증을 멈추게 하고 몸에 진액이 솟게 하여 힘이 나게 한다.

그래서 당뇨 환자들이 갈증을 느낄 때 갈증을 멈추게 하고 당을 떨어뜨려 주어서 당뇨에도 상당히 좋다.

(7) 솔잎

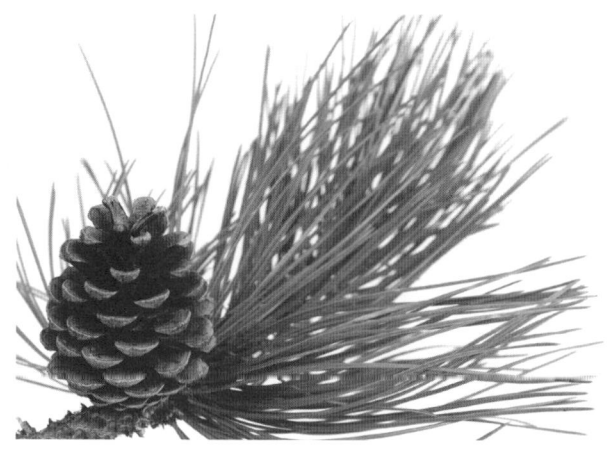

혈압이 높아 걱정하고 있는 사람과 당뇨를 가지고 있는 사람에게는 솔잎을 권해 본다.

예로부터 솔잎과 혈압과는 끊을 수 없는 관계로 알려져 있으며 이 솔잎으로 즙을 내어 먹으면 효과가 있다. 솔잎을 깨끗이 씻어서 짧게 자른 다음, 이것을 녹즙기에 넣어 즙을 내서 먹거나, 그냥 편하게 솔잎차를 끓여서 먹는다.

솔잎가루, 솔잎환(솔잎가루와 검정콩청국장으로 만든 환)을 이용해도 좋다. 솔잎 선택 시 조선 솔잎이 좋으며, 특히 청정지역 지리산 함양에 있는 솔잎이 좋다.

(8) 양파

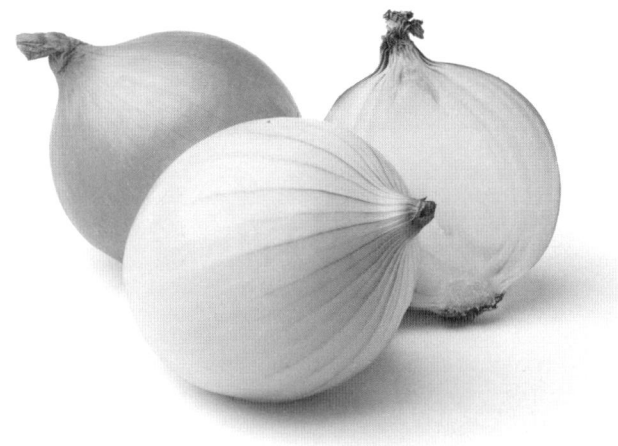

혈액 속의 불필요한 지방과 콜레스테롤을 녹여 동맥경화와 고지혈증 예방 및 고혈압 예방과 치료에 효과적이다. 혈당을 저하시키는 작용과 인슐린의 분비를 촉진시켜 당뇨병 예방 및 치료에 좋다.

변비나 피로 해소에도 도움이 되며 지방의 함량이 적고 채소로서는 단백질이 많은 편이라 다이어트에도 좋다. 칼슘과 철분의 함량이 많아 강장 효과를 돋우는 역할을 한다. 혈액을 정화하기 때문에 피부 미용에 좋고 잔주름을 예방한다.

솔잎과 양파로 만든 양파솔잎액을 꾸준히 먹으면 당뇨 등 성인병에 도움이 될 수 있다.

(9) 야생둥굴레차

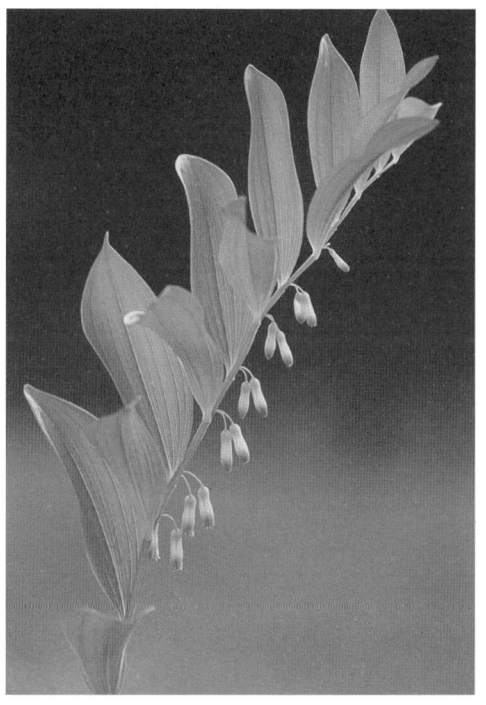

둥굴레는 허약 체질, 폐결핵, 마른기침 그리고 당뇨병, 갈증, 그리고 심장을 튼튼하게 하여 심장 쇠약, 협심증 등 심장질환이 있는 사람에게 좋다.

둥굴레 추출 분획물을 당뇨병 쥐에게 투여한 결과 혈당 강하 효능이 있음을 보고하였고, 혈당이 높을 때 지속적으로 복용을 하면 혈당을 낮추는 작용을 한다.

또 위로 들어가 위, 십이지장 궤양이 있는 사람도 꾸준히 먹으면 속이 편안해짐을 느낄 수 있다. 둥굴레의 각종 성분들은 물질대사의 촉진을 돕고 심장 혈관계의 기능을 개선시킨다.

둥굴레는 인슐린 민감성을 호전시킴으로써 체내 포도당 이용을 증가시켜 혈당 강하 효과가 있다.

또한 고유의 성질과 효능이 강하기 때문에 옥수수나 보리 등과 함께 끓이는 것보다 하나만 끓여 먹는 것이 맛과 효능을 더욱 살리는 비결이다.

(10) 서목태

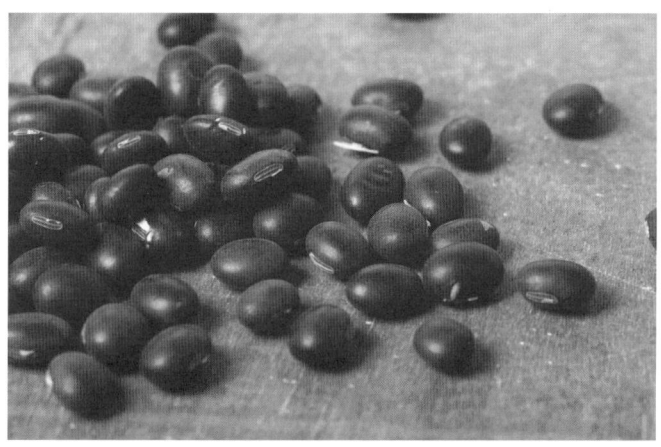

서목태는 섬유질이 풍부하여 당의 흡수가 서서히 일어나도록 돕고, 트립신 억제제와 레시틴은 췌장의 인슐린 분비를 촉진시키므로 인슐린이 부족한 당뇨 환자에게 도움을 준다.

또한 바실러스균에 의해 발효된 서목태청국장은 수많은 아미노산 조각들이 만들어지는데, 이 조각들이 고혈압을 일으키는 주요 인자인 안지오 탠신 전환효소의 활성을 억제하여 혈압을 떨어뜨린다.

콩 중에서 효용성 좋은 서목태(약콩, 쥐눈이검정콩)로 만든 서목태청국장을 섭취하거나 가루나 환으로 먹으면 건강에 도움된다.

(11) 국산 유근피

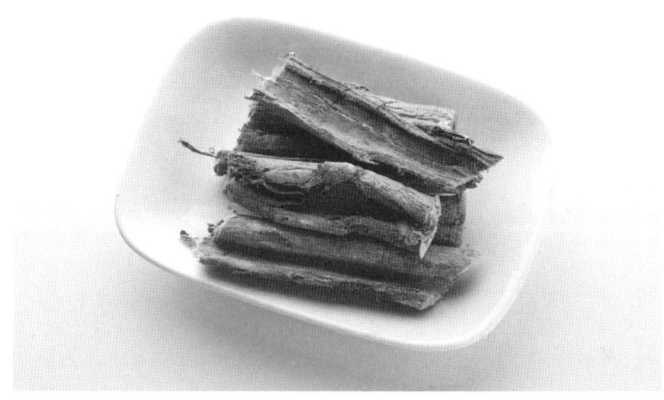

코나무라 불릴 만큼 비염, 축농증에 매우 좋다. 또한 유근피는 최고의 종창약이라고도 한다. 즉 몸속의 나쁜 균을 빨아들이는 데는 가장 좋은 식품이다. 그래서 천연 소염제라고도 한다.

혈액을 맑게 해 주고 내장의 각종 염증을 줄여 주기에 당뇨뿐 아니라 특히 비염에 좋다. 그 외 고혈압, 위장질환(위암, 위궤양, 위염 등)에도 효과가 좋다.

피부(아토피성, 여드름, 습진), 혈액순환(동맥경화), 신경통, 관절염, 종기, 잇몸 염증, 늑막염, 방광염 등에도 효과가 있다.

(12) 국산 참겨우살이(곡기생)

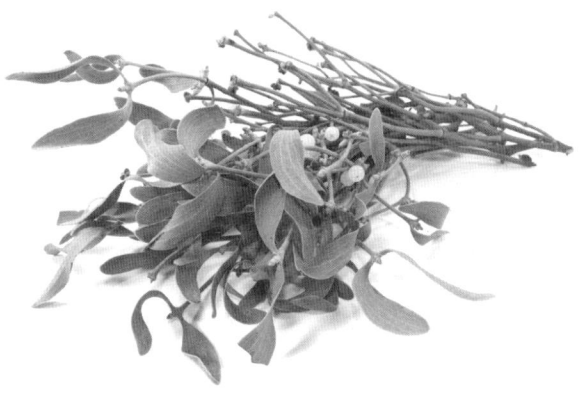

겨우살이는 옛 선조들이 믿었던 대로 약효가 좋은 식물이다. 겨우살이처럼 항암 성분 및 면역 강화 물질이 한 식물 안에 다량 들어 있는 경우는 매우 드문 일이라고 한다.

겨우살이는 면역기능 조절 작용과 함께 당뇨에 효과적이며 고혈압으로 인한 두통, 현기증 등에도 효과가 있다. 하루 0.7L 물로 달여 차 대신 마시거나 환을 하루 3번 정도 꾸준하게 먹으면 좋다.

3) 기타 실험적으로 혈당 강화 작용이 있는 약제

우방자, 지모, 하고초, 황련, 자근, 지골피, 택사, 맥아, 길경, 산조인, 산약, 구기자, 창이자, 오가피, 창출, 백출, 인삼, 행인, 산수유, 오미자, 정향, 육계.

4) 기타 실험적으로 혈당 상승 작용이 있는 약제

현삼, 진교, 죽여, 자소엽, 감초, 녹용, 태반, 원육.

5. 식이요법

1) 당뇨에 좋은 음식 - 대체로 열량이 적은 음식

(1) 곡식류

현미, 콩, 잡곡(조, 수수, 율무, 통보리, 통밀, 깨).

(2) 야채류

상추, 깻잎, 양배추, 쑥갓, 시금치, 파, 마늘, 양파, 부추, 미나리, 두릅나물, 느릅나물, 취나물, 죽순, 달래, 쑥, 씀바귀, 냉이.

(3) 해조류

미역, 다시마.

미역은 살짝 데쳐서 초장이나 된장에 찍어 먹으면 좋고 다시마는 밥을 할 때 넣고 지으면 좋다.

(4) 전통발효식품

된장, 간장, 고추장.

된장찌개 등은 짠 음식에 속하므로 과한 섭취는 주의하여야 한다.

(5) 산채류

뽕나무버섯, 송이버섯, 표고버섯, 느타리버섯, 팽이버섯 등.

(6) 녹즙

야채, 과일, 산야초 등(과일은 많이 먹으면 안 된다).

사실 야채는 즙을 해서 먹는 것보다는 그냥 생으로 먹는 것이 좋다. 왜냐하면 섬유질이 파괴되기 때문에 가급적 그냥 쌈 같은 것으로 해서 먹는 것이 좋다.

(7) 견과류

씨앗, 견과.

한 번에 많이 먹지 말고 조금씩 먹길 바란다. 과식 시 중성지방 수치가 오른다.

2) 당뇨에 나쁜 음식 - 대체로 열량이 높은 음식

(1) 단 음식(단당류)

설탕, 사탕, 꿀, 엿, 물엿, 조청, 음료수, 잼, 과일 통조림 등.

(2) 기름기(지방질)

간, 내장, 곱창, 비계, 닭 껍질, 달걀노른자, 버터, 마요네즈, 라면, 튀김류.

포화지방산(동물성 기름)은 불포화지방산(식물성 기름)보다 나쁘다.

(3) 마른 음식

건포도, 곶감, 쥐포, 마른오징어, 마른과자(비스킷, 건빵), 졸인 음식, 영양분만 모아 놓은 것(엑기스, 개소주 등), 떡, 김밥처럼 꼭꼭 눌린 음식 등.

(4) 술

독한 술일수록 열량이 높다.

(5) 인스턴트식품

비스킷, 과자, 사탕, 라면, 커피, 설탕, 소시지, 햄버거, 핫도그, 피자, 사이다, 콜라, 치즈, 정제염, 화학조미료 및 감미료, 식품첨가물 및 첨가식품.

(6) 튀긴 음식

도넛, 돈가스, 프라이드치킨, 생선튀김 등 각종 튀긴 음식. 짜고 매운 자극성 음식.

(7) 고단백질 음식

추어탕, 장어구이, 소고기, 돼지고기, 계란, 우유 등.

고단백질 음식은 적당히 섭취하시기 바란다. 특히 신장이 나쁜 사람은 각별히 주의하여야 한다.

3) 혈당을 떨어뜨리는 데 도움을 주는 한방차

오미자차, 구기자차, 홍삼차, 결명자차, 국화차, 둥굴레차, 칡차, 뽕잎차 등.

4) 밀가루의 비밀

밀가루는 원래 갈색이다. 밀가루 표백에 사용되는 이산화염소가 표백 시 밀가루 안에 있는 단백질과 결합하여 알록산을 생성한다.

알록산은 요산의 산화에 의해 합성되는 물질로 췌장의 랑겔한스섬과 베타세포를 파괴함으로써 인슐린 분비를 멈추게 한다.

빵, 국수류, 과자에는 85%의 밀가루와 색소가 첨가되어 소화 불량, 속 쓰림, 장벽 흡착현상(장 부패원인 제공)을 일으키며 장내 유해균 활성화(면역력 저하) 등 인체에 전혀 도움이 안 된다.

또한 밀가루를 이용한 많은 상당수 음식들은 혈당을 올리는 GI 수치가 설탕만큼 높다.

임산부, 당뇨, 혈압, 성인병, 암 환자 등은 가능한 밀가루, 가공식품을 멀리하는 게 좋다(참고로 메밀과 밀은 전혀 다른 곡물이다. 메밀은 드셔도 됨^^).

5) GI 수치

포도당을 100으로 기준했을 때 똑같은 양을 섭취할 시 혈당을 올리는 정도를 GI 수치라 한다. 따라서 GI 수치가 높은 음식은 가능한 적게 먹고, 낮은 음식을 더 섭취하면 포만감도 느끼고 다양한 영양이 공급되며 혈당 관리에 많은 도움이 된다. 당뇨인들은 GI 수치표가 필수라 할 수 있다.

〈식품의 GI 수치표〉

당지수 낮은 식품		당지수 중간 식품		당지수 높은 식품	
식품명	GI	식품명	GI	식품명	GI
혼합잡곡	45	흰쌀밥	59	옥수수	75
보리	22	치즈피자	60	감자, 당근	85/80
완두, 강낭콩	22/27	오렌지주스	57	떡, 찹쌀떡	85/88
키위, 감	35/37	고구마, 밤	55/60	식빵, 도넛	93/82
멜론, 살구	41/29	파스타	65	우동	84
포도, 오렌지	43	바나나	55	설탕	92
복숭아, 귤	28/33	호밀빵/밀가루	50/54	초콜릿	91
사과, 배	36	호박	65	딸기잼	82
아몬드, 땅콩	23/20	아이스크림	65	콘플레이크	119
토마토	29	참치 통조림	50	생크림 케이크	82
두부	42	햄	46	라면	73
닭고기, 마늘	45	냉동 만두	61	산마	75
양파, 연근	30	현미 플레이크	65	바게트, 롤빵	93/83
풋고추	26	통조림 콩	69	얼음 하드	100
브로콜리	25	카레	50	팥밥	77
우유	25	중화면	50	쿠키, 크래커	88/69
날달걀	30	메밀국수	50	핫케이크	80
두유	23	베이컨	50	감자튀김	85~107
무설탕/요구르트	14	참마	65	마카로니	70
저지방 치즈	26	토란	60	연유(가당)	82
콩나물, 부추	22	은행	55	구운 감자	85
파래, 녹조류	16/12	황도 통조림	65	꿀	73~104
대두, 녹차	18/10	건포도	54	후추	73
된장, 청국장	33	소시지	46	캐러멜	86
새우, 고등어	40	구운 어묵	55		
시금치, 쑥갓	15/24	파인애플	65		

6. 운동요법

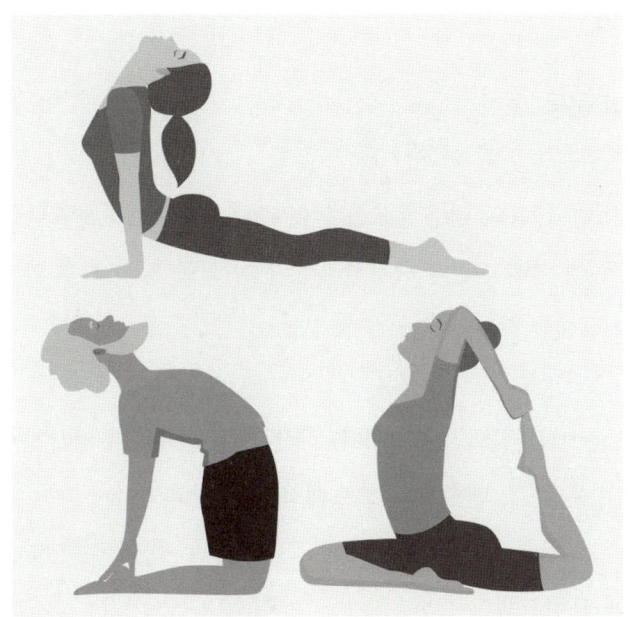

1) 당뇨인의 운동법 - 운동에도 법이 있다!!!

(1) 운동의 방법

처음에는 낮은 강도로 짧은 시간 동안 운동을 실시하고 이후 차차 증가시켜 나가야 한다.

운동의 지속 기간은 준비 운동과 마무리 운동 시간을 제외하고 유산소 운동의 경우 20분에서 45분 정도가 적당하다.

신체적으로 운동의 제약이 있는 경우에 운동 시간은 20분 이하로 제한한다. 이 경우에는 하루에 여러 번 나눠 운동하고 1주일에 3회에서 5회 사이로 하는 것이 적당하다.

(2) 준비 운동

준비 운동은 근육의 내부 온도를 높여 주고, 심박 수와 호흡량을 증가시키며 운동권에 혈액 순환을 증가시켜 본 운동 도중 일어날 수 있는 근육이나 관절의 상해를 방지한다.

시간은 5~10분 정도면 적합하다. 약간 땀이 날 정도로 해 주는 것이 적당하며 가벼운 걷기, 맨손체조, 스트레칭 등을 한다.

(3) 운동 프로그램

신체의 여러 근육 부위가 장기간 쉬지 않고 리듬 있게 움직이는 것이 중요하며 가능하면 몸의 큰 근육들을 사용할 수 있는 유산소 운동이 좋다.

큰 근육을 규칙적으로 또 지속적으로 움직일 수 있는 운동, 즉 걷기, 조깅, 수영, 테니스, 자전거 타기, 에어로빅 등의 운동이 적당하다. 하루에 3km만 걸어도 약 200kcal의 열량이 소모된다.

체중 조절 운동 프로그램은 체지방 감량 목표에 따라, 1일 운동 시간, 주당 운동횟수, 운동 종목 등을 정하며 정해진 프로그램을 실행하면 체중의 감소뿐만 아니라, 생활의 활력을 주는 스트레스 해소 및 심폐 지구력의 증가를 가져온다.

특히, 비만은 여분의 체지방을 짊어지고 다니는 것과 같으므로 계획된 운동 프로그램을 지속적으로 실시하여 비만을 치료해야 할 것이다.

비만인의 경우 체중 감량을 위해 운동 시 실제 운동처방보다 더 많은 열량을 소모해야 하는데 400~500kcal를 소모하도록 운동을 계획한다.

(4) 일상생활 운동

일상생활에서 가능하면 가벼운 운동을 많이 하도록 해야 한다.

예를 들어 승강기를 타기보다는 2~3층은 걸어 다닌다든지 버스 한 정거장 정도는 걸어서 물건을 사러 다닌다든지 하루에 1번씩은 집 근처를 1바퀴 돌아온다든지 하는 가벼운 운동을 많이 하는 습관을 가져야 한다.

아주 더운 날에는 백화점과 같이 냉방장치가 잘된 곳에서 돌아다니는 것도 권장할 만한 일이다. 너무 더울 때는 야외에서 무리하게 운동하는 것은 바람직하지 않다.

또한 운동 후에는 반드시 신발과 양말을 벗고 발을 잘 살펴야 한다. 물집이 생겼는지 등을 잘 살펴야 한다. 당뇨병 환자는 쉽게 피부에 염증이 생기고 또 급속히 악화되므로 즉시 염증이 생기지 않도록 잘 관리해야 한다.

(5) 운동 시 주의 사항

당뇨인들은 무엇보다 식후 180 식전 126 이하의 혈당을 안정적으로 유지하시는 것이 중요하다. 또한 갑작스런 저혈당도 자칫 생명의 위협이 될 수 있기에 운동량이 과하거나 과다한 약 복용 후, 인슐린 투여 후 공복에 운동은 피하는 것이 좋다. 만일 공복 시간이 오래 지속될 경우에는 초콜릿, 사탕, 당뇨수첩 등을 꼭 휴대하시길 바란다.

식후 1시간에서 3시간 사이에 운동을 시작하고 처음 시작할 때는 운동하기 15분 전, 운동하고 나서 15분 정도 지난 뒤(또는 운동 직후와 운동 후 4~5시간 뒤) 측정하는 것이 좋고 저혈당이 자주 있는 사람은 가능한 운동 도중 30분마다 혈당 측정을 한다.

운동 직전의 공복혈당수치가 250 이상이고 소변에서 케톤이 나타날 경우(인슐린 의존형 당뇨인들에게서 자주 보인다)에는 혈당과 케톤이 조절될 때까지 운동을 연기하도록 한다. 운동 직전의 혈당이 80~100mg/dL 정도 이하이면 운동 전에 약간의 탄수화물을 섭취하고 운동한다.

여러 운동(신체활동)에 따른 개개인의 혈당 반응을 알아야 한다. 평소 당뇨수첩에 운동에 따른 자신의 혈당 변화를 기록한다.

(6) 언제 운동할 것인가

매일 같은 시간에 운동하도록 계획을 세우는 것이 제일 좋다. 그렇게 해야 식사량과 약 복용량을 운동량에 적절히 맞출 수 있다.

운동을 식후 30분~1시간 후에 해야 운동 등 저혈당이 생기는 것을 막으면서 체중조절 운동을 할 수 있다. 특히 오후 4~6시의 운동은 저혈당을 일으킬 가능성이 크다.

무리해서 운동의 강도를 증가시킬 필요는 없고 평소에 운동을 많이 한 경우나 체력이 좋은 경우에만 담당의와 상의해서 심한 운동을 선택하는 것이 좋다.

공복 시 운동을 할 수밖에 없다면 운동 시작 전 30분경에 당분을 섭취하는 것이 필요하다.

또한 당뇨의 합병증이 있는 경우 식사 직후 운동은 삼간다. 또한 늦은 밤의 심한 운동은 피하는 것이 좋다.

인슐린 감수성이 개선되는 운동의 효과는 3~7일 이내에 소멸하므로 최소한 주 3일 이상의 운동을 실시해야 그 효과를 기대할 수 있다.

(7) 적절한 운동의 강도

처음에는 낮은 운동 강도에서 운동을 지속적으로 하는 것이 안전하며 점차적으로 강도를 높여감에 따라 상대적으로 운동시간을 조절한다.

① 인슐린을 맞는 사람

처음에는 1회의 운동시간이 10분 정도에서 시작하여 30분이 넘지 않도록 한다. 운동시간이 너무 짧으면 혈당 조절의 효과를 기대하기가 어렵다. 반면 운동시간이 길면 저혈당과 같은 부작용이 발생할 위험이 있다.

② 인슐린을 맞지 않는 사람

중증도 운동으로 1회 15~20분 정도에서 시작하여 점차 1시간 이내의 운동 시간으로 조절하는 것이 좋다.

③ 비만자, 체력수준이 낮은 자

운동의 제한 요인이 있으므로 운동과 휴식의 간격을 적절히 두고 하루에 서너 차례 걸쳐 운동을 반복하여 총 운동 시간이 40~60분 정도가 되도록 한다.

(8) 합병증이 있는 경우 적당한 운동을 한다

① 허혈성 심질환을 합병하고 있는 경우

당뇨병에 걸리면 통증에 대한 신경이 둔해지므로 심부전까지 가는 경우가 있다. 심장의 상태가 급변해도 확인하기 어려운 수영은 바람직하지 않다.

② 당뇨병성 신증을 합병하고 있는 경우

당뇨병성 신증은 저혈당을 일으키기 쉬우므로 면밀히 살펴야 하고 몸을 차게 하는 것은 신장병에 좋지 않으므로 수영은 피하도록 한다.

③ 망막증을 합병하고 있는 경우

무거운 것을 들거나 골프, 테니스 등으로 스윙의 순간에 힘을 주면 안저 출혈을 일으킬 위험이 있다. 과격한 운동은 망막증을 악화시키므로 일상적인 도보, 가사 활동을 하는 정도에 그치도록 한다.

④ 신경장애를 합병하고 있는 경우

적절한 운동, 하이킹이나 산책 등 걷기 운동은 좋으나 몸을 차게 하는 것은 좋지 않으므로 가급적 수영은 피해야 한다.

2) 당뇨인의 운동 필요성 - 내가 왕년에~~~ 그건 이젠 그만!!!

가장 왕성한 체력을 자랑하는 20대, 그러나 돌이켜 보면 젊은 혈기에 몸 관리에 소홀한 적이 많았다고 생각할 것이다.

20~30대에 결혼하면서 회사 출퇴근, 가사일 등으로 활동 반경이 정해지고, 반복된 생활의 연속성 속에서 여가를 즐길 시간조차 없는 실정이 현실이다.

그렇게 패턴화된 생활을 10년, 20년 하다 보면 40, 50대가 되고 근력 심장 기능과 폐활량이 저하되고 나서야 어느 날 갑자기 건강이 걱정되는 것이다.

성인들의 체중 변화를 보면 25세를 기준으로 근육의 무게는 1년에 230g이 줄어드는 반면, 지방이 차지하는 비중은 1년에 1kg씩 늘어난다.

이러한 지방질은 대부분 상복부 비만, 즉 장간막과 내장들 사이사이에 지방이 침착되는 비만이 되기 쉬운데 이는 동맥경화증의 원인이 되는 인슐린 저항성, 고인슐린혈증, 고지혈증 등을 유발하며 이들 중 상당수에서 당뇨병이 생긴다.

비만은 모든 성인병의 주범이다. 이러한 비만을 이겨내기 위해서는 본인의 적극적인 사고방식이 필요하며, 운동을 효과적으로 수행하기 위한 동기부여가 반드시 필요하다.

성격, 과거 운동 경험, 운동에 대한 과거의 느낌 등이 운동하는 데 상당한 영향을 미치므로 운동은 항상 즐거운 마음, 부담스럽지 않은 마음으로 해야 한다.

3) 운동의 종류

(1) 유산소 운동 – 호흡을 많이 하는 운동

걷기, 달리기, 줄넘기, 에어로빅, 수영, 테니스, 사이클, 헬스의 일부 등.

(2) 무산소 운동 – 호흡을 참는 운동

요가, 아령, 헬스의 일부(근력운동), 역기 등.

대체로 유산소 운동을 권한다. 무산소 운동은 정신 집중과 건강 향상에 좋지만 칼로리 소모 면에서 좀 떨어진다.

또한 과다한 운동은 조심해야 한다. 급격한 운동은 오히려 순간적인 혈당 상승을 초래하며 이것은 마치 자동차가 급하게 액셀러레이터를 밟을 때 휘발유를 빠르게 분출시키는 것과 같다. 당뇨병이 생겼다고 하루아침에 무리하게 생활습관을 바꿀 필요는 없다.

또한 저혈당에 대한 준비가 필요하다. 당뇨병의 관리는 혈당 조절에 있으며 운동요법은 식이요법과 더불어 환자의 식후 혈당 상승을 억제하여 조절하며 합병증 예방 효과가 있다.

칼로리의 과다 섭취로 인한 부분을 운동으로 줄여 주는 것이 가장 큰 목적이다.

식사 전후 및 운동 전후 혈당을 측정하여 스스로 식이와 운동의 영향을 알게 하는 것은 당뇨병 관리와 혈당 조절에 많은 도움을 준다.

(3) 경구 혈당강하제나 인슐린 등으로 저혈당의 위험이 있는 자

등산, 마라톤, MTB, 다이빙 등의 과격한 운동은 저혈당이 올 수 있으므로 주의를 해야 한다. 또 공복 시 250 이상인 분도 과격한 운동을 하면 혈당이 더욱 상승하고 케톤산혈증의 우려가 있으므로 피하는 것이 좋다.

이들은 걷기, 조깅, 맨손체조, 자전거 등 비교적 가벼운 운동을 하는 것이 좋다.

그렇지 않고 어느 정도 안정권 이내에 혈당이 조절되는 사람들은 근력운동이 필요하다. 체내 지방을 분해하고 근육에서 당의 이용을 촉진하여 당대사 및 지질대사를 개선하며 인슐린의 저항성을 줄여 준다.

헬스, 수영, 등산 등 유산소와 근력운동을 같이 할 수 있는 운동이 효과적이다. 당뇨인들은 가능한 여럿이 같이 있는 장소에서 운동하는 것이 좋다.

갑작스런 저혈당에 대비하기 위해 평소 사탕이나 초콜릿도 휴대하면 좋다.

제2형 당뇨인으로 심한 고혈압(180/110 이상)이 있거나 관상동맥질환(협심증) 또는 뇌혈관 질환이 있는 경우에는 중등도 이상의 신체적인 운동은 피하는 것이 안전하다.

당뇨병성 증식성 망막증이 있는 경우에 과격한 운동을 하면 망막출혈을 일으킬 위험이 있으므로 주의를 요한다.

당뇨병성 말초신경병증이 합병된 경우에 심한 하체 운동을 하면 족부손상을 받을 위험이 있으므로 손상을 주지 않는 운동을 택한다. 당뇨병성 신증으로 신장기능이 감소하여 부종과 고혈압 및 심부전증이 병발된 경우에는 신체적인 운동을 피해야 한다.

4) 근력운동의 필요성 – 몸짱까지는 아니더라도 근육을 키우자!!!

나이가 들면서 체력저하를 보이는 것은 자연적인 현상이나 건강한 삶과 강한 체력을 유지하기 위해서는 유산소 운동과 함께 근육을 발달시키는 근력 운동이 중요하다.

왜냐하면 근육이 제 기능을 못 하고는 유산소 운동도 할 수 없으며, 튼튼하지 않은 연약한 근육은 근손상을 입을 소지가 크기 때문이다.

당뇨인에게 근력 운동은 근육량을 증가시키고 인슐린 감수성을 높이기 때문에 더더욱 필요하다. 즉 근력 운동은 혈당 조절뿐만 아니라 성인병 질환의 방지와 심신의 조화로운 발달에도 도움을 준다.

근력운동의 형태와 방법에 따라 근력, 근지구력, 순발력 등의 다양한 체력을 기를 수 있다. 또한 체지방량이 뚜렷이 감소하고 신체의 구성성분이 근육 중심으로 바뀌어 근육의 양이 크게 증가한다.

(1) 근육량을 증가시킨다

근력 운동 근육의 크기를 키우고 근조직의 내용을 알차게 하며, 혈관이나 신경조직이 발달한다. 그로 인해 근육이나 혈관에 에너지원의 저장량과 수송능력을 향상시킨다.

(2) 뼈의 질량과 밀도를 증가시킨다

근력 강화 운동은 뼈에 주기적인 압력의 자극을 가함으로써 뼈의 질량을 크게 하고, 무기질 밀도를 충실하게 한다.

특히 연령이 증가함에 따라 여성의 폐경기 이후에 발생하는 골밀도의 손실은 골다공증을 가져오고, 복구 불능의 골절을 유발할 가능성이 크기 때문에 반드시 근력 강화 운동의 필요성이 강조된다.

(3) 바른 자세의 유지와 요통 방지에 효과적이다

대부분의 요통은 허리 주변의 근력이 약해져서 일상생활이나 스포츠 활동 중에 허리 부분에 염좌가 발생한다.

또한 근력 부족으로 허리와 등, 어깨 부위의 근육이 상체를 지탱해 주지 못하면 등이 구부러지며, 요추만곡 현상이 발생하여 보기 흉한 자세를 보이게 된다.

근력 운동으로 염좌를 방지하고, 그로 인해 강화된 근육은 자세를 바로잡고 균형 잡힌 자세를 만들어 준다.

5) 근력운동의 원리

근력운동의 효과를 위해서는 몇 가지 지켜야 할 원리가 있다.

(1) 개별성의 원리

개인마다 체격, 체력 수준이 다르기 때문에 자신의 능력과 수준에 맞는 운동이 원칙적으로 필요하다.

(2) 과부하의 원리

일상생활에서 경험하고 있는 자극보다 강한 강도로 운동할 것을 말하며, 부하당도와 세트 수는 물론, 반복 횟수의 적정한 증가가 요구된다.

(3) 부하증가의 원리

과부하의 원리를 지속적으로 충족시키기 위해서는 일정 기간마다 근력 향상 정도에 맞추어 부하량을 증가시키고 운동 빈도 및 시간을 늘려가는 원리이다.

(4) 다양성의 원리

근력증강을 위해서는 지속적인 반복 운동이 필요하기 때문에 다양한 운동을 하면서 1가지 운동에서 오는 지루함을 피할 수 있어야 한다.

중도 포기를 막기 위해 운동 형태, 운동 종목과 운동기구를 달리하여 항상 새로운 변화를 시도할 필요가 있다.

한편 근육이 피로하게 되면 운동 효과가 떨어지고, 부상의 우려가 있기에 운동 중 혹은 일간에 근의 피로 해소를 위해 적정한 휴식이 필요하다. 운동을 계속하는 일이 무엇보다 중요하다.

6) 물을 충분히 마시자

여름철 운동 중에는 땀을 많이 흘리기 때문에 체내 수분 균형을 적절하게 유지해야 한다. 일반적으로 습도가 높거나 무더운 날에 운동할 경우에는 체온이 평소보다 더 많이 증가하게 된다.

인체는 체온이 올라가는 것을 억제하기 위해서 땀을 분비한다. 땀이 증발할 때 체온은 떨어지게 되는데 무더운 여름철에는 체온 상승을 억제하기 위해 땀 배출이 많아지게 된다.

이러한 땀 배출이 증가하면 체내의 많은 수분이 소실된다. 운동에 의해 체내 수분이나 전해질이 소실되면 탈수증이나 열사병과 같은 문제가 발생할 수 있으며 심하면 생명까지 영향을 미칠 수도 있다.

따라서 여름철 운동 시에는 흘린 땀만큼의 수분을 보충하기 위해서 충분한 양의 물을 섭취해야 한다.

일반적으로 운동 시의 온도나 습도, 운동 강도 및 시간, 운동 형태에 따라서 약간 다르지만, 탈수를 막기 위해서는 운동 중에 매 20분마다 250ml의 수분을 보충해야 한다.

운동 중 갈증을 느낀다는 것은 이미 체내의 수분이 모자란다는 신호이기 때문에 갈증이 나타나지 않더라도 운동 시작 후 20분부터는 물을 자주 마시는 것이 좋다. 목마르기 전에 물을 마시는 것이 중요하다는 것을 명심해야 한다.

따라서 여름철 운동 중에는 반드시 물을 갖고 다니면서 수시로 충분한 물을 마셔 주는 것이 좋다.

하루 중 가장 더운 시간대에는 운동을 하지 않도록 한다. 따라서 여름철에는 더위를 피하기 위해 아침이나 저녁 시간대에 운동하는 것이 좋다.

또한 바람이 잘 통하는 나무 그늘에서 운동을 하거나 시원한 에어컨이 있는 실내에서 운동을 하는 것도 좋은 방법이다.

7. 당뇨 지식

1) 혈액 중 당이 증가하는 것이 당뇨병!

건강한 사람의 경우 단 음식을 먹으면 혈액 중 포도당(혈당)의 양이 일시적으로 많아지는데, 곧 췌장이나 간장이 작용하여 혈당량(혈당치)은 인간의 생활에 필요한 양만큼 일정하게 유지된다. 따라서 소변 속에 당분이 나오는 경우가 없다.

그런데 당뇨병인 사람은 혈액 중의 당분을 조절하는 기능이 약하기 때문에 혈당치는 비정상적으로 높은 상태로 지속되고 이 당분이 신장의 요세관(尿細管)이라는 관을 통해서 소변으로 나오는 것이다.

즉, 당뇨병이라는 것은 엄밀히 말하면 '소변에 당이 나오는 병'이 아니라 '혈액 중의 포도당이 비정상적으로 증가하는 병'인 것이다.

그러니까 그중에는 소변에 당이 섞이지 않아도, 혈당치가 비정상적으로 높은 사람이 있다.

이러한 사람은 소변에는 당이 섞여 나오지 않아도 당뇨병이라고 할 수 있다. 반대로 혈당치는 정상이면서도, 신장에 이상이 있어서 소변에 당이 섞여 나오는 사람도 있다. 이것을 '신성 당뇨(腎性糖尿)'라고 하는데 당뇨병은 아니다.

건강한 사람도 감기 등으로 몸 상태가 좋지 않을 때 혹은 임신 중에 소변에 당이 섞이는 경우도 있다. 그러나 일반적으로 소변에 당이 섞인다는 것은 역시 정상적인 상태는 아니다.

이는 당뇨병일 가능성이 충분히 있다고 볼 수 있다. 그러므로 검사에서 당이 나오면 다시 소변 검사를 받지 말고 반드시 혈액 검사를 받아서 혈당치를 확인해 봐야 한다.

2) 당뇨병에 걸리기 쉬운 타입

병원에 다니지 않는 사람을 포함해서 한국에는 대략 1,000만 명에 이르는 당뇨 환자가 있다.

실제로 누가 당뇨병에 걸려도 신기한 일은 아니지만 그중에는 당뇨병에 걸리기 쉬운 타입의 사람이 있다. 당뇨병에 걸리기 쉬운 사람은 유전적 요인과 환경적 요인을 모두 지니고 있다.

그 2가지가 서로 작용하여 병을 일으키는 것이다. 이 같은 사람은 평소에 반드시 당뇨병에 대해 정기 검진을 받고, 평소에는 가능한 한 위험 인자를 없애는 생활을 하도록 노력해야 할 것이다.

(1) 일가친척 중에 당뇨병이 있는 사람

당뇨병 중에서도 인슐린 비의존형 당뇨병이라 불리는 타입의 경우는 유전적인 요인이 크게 관계되고 있다. 반드시 유전적 요인만이 원인이 되는 것은 아니지만, 부모나 형제, 조부모 등 가까운 친척 중에 당뇨병 환자가 있는 사람이 당뇨병에 걸리기 쉬운 것은 사실이다.

그러니까 가까운 친척 중에 당뇨병 환자가 있는 경우에는 지금 현재 이렇다 할 이상이 없어도 충분히 신경을 쓸 필요가 있겠다.

또 조금이라도 당뇨병 조짐이 보일 경우에는 처음에 식이요법으로 치료를 시작하고 병의 진행을 막도록 해야 한다.

반대로 일가친척 중에 당뇨병인 사람이 없으니까 자신은 안심이라는 생각은 하지 말아야 한다. 유전적으로 요인을 가지고 있지 않아도 과식, 비만, 운동 부족일 경우 당뇨병에 걸릴 가능성이 크다.

(2) 과식, 과음하거나 뚱뚱한 사람

우리들의 신체는 혈액 중의 포도당이 농도를 일정하게 유지하는 구조로 되어 있다. 이것은 췌장에서 분비되는 인슐린이라는 호르몬 작용에 따른 것인데 과식하거나 과음해서 살이 찌게 되면 췌장에 부담을 주게 된다.

그 때문에 인슐린 분비가 저하되어 인슐린 자체의 기능이 잘 발휘되지 않아서 혈액 중의 포도당이 필요 이상 증가해 버리는 것이다.

즉, 유전적인 요인이 없어도 계속해서 과식, 과음하는 사람은 당뇨병에 걸릴 확률이 높다고 할 수 있다. 반대로 유전적 요인을 가지고 있는 사람이라도 평소에 균형 있는 식생활을 하면 발병하지 않는 경우도 적지 않다.

중년기에 접어들면 활동이 저하되어 소비 에너지가 줄어드는데 여전히 젊었을 때와 비슷한 식생활을 하게 되면 자신도 모르는 사이 배가 나오게 된다. 당뇨병이든 아니든, 과음 과식은 모든 성인병의 원인이 되므로 나이가 들 때마다 서서히 체중이 늘어나는 사람은 주의할 필요가 있다.

(3) 운동 부족

최근에는 운동을 하면 포도당이 근육 세포에 둘러싸여 에너지로 사용된다는 연구 결과가 나왔다. 반대로 운동을 하지 않으면 둘러쌀 필요가 없으므로 혈액 중의 포도당은 지방으로 바뀌어 비만 요인이 되는 것이다.

이와 같이 운동 부족은 비만을 초래하게 된다. 따라서 운동 부족은 당뇨병의 큰 요인이 되는 것이다.

(4) 스트레스가 많은 사람

일이나 가정 그 외 여러 가지 스트레스도 큰 요인이 된다.

스트레스와 당뇨병은 아무런 연관이 없다고 생각할 수 있을지 모르겠지만 인간이 스트레스에 대응할 때 자율 신경과 부신(副腎) 등에서 분비되는 호르몬은 혈액 중의 포도당을 조절하고 있는 인슐린 작용을 방해한다. 그 결과 혈당치가 상승해 버리는 것이다. 그러므로 스트레스를 가볍게 생각해서는 안 된다.

(5) 장기간에 걸쳐 약을 복용하고 있는 사람

몇 개 정도 만성적인 병을 가지고 있어 장기간 약을 먹고 있는 경우 그 영향이 나타나는 경우가 있다. 여러 가지 병에 사용되고 있는 부신 피질 호르몬제나 혈압 강하제 등의 약은 당뇨병과의 연관성이 지적되고 있다. 또 이 외의 약이라도 장기적으로 복용하게 되면 그 부작용에 의해 영향이 나타날 수도 있다.

만일 일가친척 중 당뇨병 환자가 있는 경우, 오랫동안 약을 복용해야 할 필요가 생긴다면 사전에 반드시 의사에게 설명해서 그에 따른 적절한 치료법을 처방받아야 한다.

(6) 중년층 사람

연령이 높아질수록 몸 전체의 기능이 쇠퇴해져 간다. 따라서 인슐린을 분비하는 췌장의 작용도 약해지므로 혈당치가 높아지기 쉬워지는 것이다.

3) 왜 당뇨병은 무서운 것일까?

당뇨병은 서서히 진행되기 때문에 다소 소변에 당이 나온다는 진단을 받아도 방치해 두는 경우가 많다. 그러나 당뇨병이 진행되면 나중에는 혼수상태를 일으켜 생명에 지장을 초래하는 경우도 있다.

그 정도까지는 아니더라도 식사 제한이나 항상 몸에 약을 지니고 다녀야 하는 등 사회 활동에도 큰 부담을 주게 된다.

또는 당뇨병이 요인이 되어 여러 가지 합병증을 일으키는데, 후에는 당뇨병 자체보다도 이 합병증이 더 큰 문제가 된다. 눈이나 심장 또는 신경, 뇌와 신장 등 실제로 여러 부분에 합병증을 일으키게 된다.

그래서 최종적으로는 이런 합병증이 생명에 치명적인 영향을 주게 되는 것이다. 그러므로 아무런 자각 증상이 없다고 해서 결코 낙관적으로 보면 안 된다.

4) 조기 발견을 위해서는 정기적인 검사가 필수!

당뇨병은 무엇보다도 더 이상 병을 진행시키지 않는 것이 중요하다. 그러기 위해서는 가능한 한 빠른 시일 내에 병을 발견해서 적절한 치료를 받고 더 이상 병을 진행시키지 말아야 한다.

그러나 당뇨병은 자신도 모르는 사이 찾아오는 병이기 때문에 증상이 나타날 때까지 기다리고 있으면 병이 그만큼 진행되어 버린다.

더구나 한번 당뇨병에 걸리면 완치하기가 어렵기 때문에 1년에 1번은 정기적으로 건강 검진을 받아보는 것이 중요하다. 검사 결과, 당뇨병의 가능성이 있다고 진단받았을 때는 반드시 혈당 검사를 자주 해 봐야 한다.

5) 이런 증상이 있으면 옐로카드!

초기에는 거의 자각 증상이 없는 것이 당뇨병인데 진행되면 당뇨병 특유의 여러 증상이 나타난다. 아래에 서술한 바와 같은 증상이 생기면 가능한 한 빨리 병원에 가서 정밀 검사를 받아야 한다.

(1) 몹시 목이 말라서 많은 수분을 섭취한다

당뇨병 초기에 나타나는 자각 증상으로 가장 대표적인 증상은 목이 말라서 수분을 많이 섭취하게 되는 것이다.

언제 어디서나 목이 마르기 때문에 주스나 차, 물 등의 음료수를 계속 마시게 된다. 심한 경우에는 밤중에도 목이 말라서 깨어날 정도이다. 그에 따라 소변량도 늘어나서 하루에 몇 번씩이나 화장실에 가는데 그때마다 많은 양의 소변이 나오게 되는 것이 특징이다.

포도당이 소변으로 나오기 때문에 신장에서 소변의 침투압(浸透壓)이 상승하게 되고, 많은 양의 수분을 섭취하여도 소변으로 나와 '수분 섭취 = 소변이 많이 나옴'이라는 도식이 반복되는 것이다.

(2) 잘 먹어도 점점 몸이 마른다

당뇨병이라 하면, 뚱뚱한 사람이라는 이미지가 있는데 병이 조금 진행되면 식사를 잘하는데도 점차 마르게 되는 경우가 있다. 이것은 섭취한 음식물의 당분(포도당)이 소변으로 나가 버리기 때문이다.

(3) 몸이 나른하고 쉽게 피로해진다

이것은 당뇨병만의 증상은 아니지만 몸이 몹시 피곤하고 나른하다는 것도 초기에 일어나기 쉬운 증상이다.

별로 힘든 일도 하지 않는데도 항상 피로감을 느끼는 증상으로, 식사에 포함되어 있는 당분을 체내에서 잘 사용할 수 없기 때문에 항상 원기 부족을 느끼는 것이다.

6) 이런 증상이 생기면 적신호!

당뇨병이 진행되게 되면 다음과 같은 증상이 나타난다.

이런 증상은 당뇨병이 진행되었기 때문에 합병증이 생기기 시작했다는 증거이다. 당뇨병 특유의 증상만은 아니겠지만 이상하다고 생각되면 병원에 가서 검사를 받아야 한다.

(1) 손발이 저리거나 통증이 생긴다

당뇨병이 진행되면 합병증으로 신경에 그 영향이 가기도 한다. 그렇기 때문에 손발이 저리거나 자꾸 통증이 일어나고 발이 저린 듯한 증상이 생기는 수가 있다. 손발이 저려서 병원에 갔는데 그때 당뇨병이 발견되는 경우도 있다. 또 환자들에 따라서는 통증을 느끼지 않기도 한다.

(2) 종기가 생기기 쉽고 잘 낫지 않는다

감염에 대한 저항력이 약해지는 것도 이 병이 진행될 때 일어나는 특징이다. 그 때문에 피부에 종기가 생기기 쉽지만 일단 종기가 생기면 건강한 사람에 비해 잘 낫지 않는다. 종기뿐만 아니라 보통 다친 상처도 곪기에 십상이다.

(3) 눈이 침침해지거나 현기증 같은 증상도 생긴다

당뇨병이 진행되면 망막에도 영향을 끼치기 시작한다. 그래서 눈이 침침해지거나 갑자기 시력이 떨어져 결국에는 실명에 이르는 경우조차 생기게 된다.

일어섰을 때 현기증이 나거나 '탈력상태(脫力狀態)'가 되는 경우도 있다. 또, 여성의 음부에 곰팡이가 생겨 심한 가려움증을 동반하는 현상이 생길 수도 있다.

이러한 증상이 당뇨병 치료를 받고 있는 동안에 일어날 때는 그 치료가 적절치 않아서 병이 진행되고 있다는 증거이다. 이럴 때는 빨리 주치의와 상담해서 대책을 다시 세워야 할 것이다.

(4) 점차 혼수상태로 확대된다

당뇨병이 더 진행되면 인슐린이 거의 분비되지 않아서 혼수상태에 빠져버리는 수가 있다. 이렇게 되면 생명에도 위협을 받는다. 이렇게까지 병이 진행되기 전에 반드시 초기에 적절한 치료를 받아야 한다.

7) 소갈증

당뇨에 걸리면 혈액 속에 당이 많기 때문에 당을 줄이기 위하여 소변으로 당이 나가면서 수분도 같이 나가서 체중이 줄어드는 경우가 많다.

또한 그로 인해 체내 수분이 부족해지므로 뇌 신경이 입이 마름을 느끼게 하여 물을 마시게 된다.

8) 소모기 현상

전날 저녁 수치는 좋은데 오히려 다음 날 아침에 공복을 측정하면 수치가 더 올라가는 경우가 있다. 이를 소모기 현상이라고 하는데 인슐린 주사를 맞는 사람은 자주 생길 수 있다.

그러나 인슐린 주사를 맞지 않아도 그런 경우에는 그건 전날 음식과 몸 상태에 영향을 받아서 그렇다.

주요 원인을 보면 다음과 같다.

1. 전날 음식을 과식하거나 늦게 먹고 활동이 별로 없는 상태에서 잘 경우
2. 장이 약해서 음식의 소화 흡수가 밤새 천천히 되는 경우
3. 음식도 일찍 먹고 장도 좋으나 피로나 스트레스가 쌓여 밤에 혈당 수치가 오히려 상승하는 경우

이상 3가지가 주요 원인이다.

1번의 경우: 가능한 저녁 식사는 일찍 먹거나 가볍게 먹고, 식후 적절한 운동을 하시길 바란다.

2번의 경우: 장을 개선할 수 있는 유산균제재를 먹거나 따로 처방을 받길 바란다.

3번의 경우: 자기 전에 오히려 따뜻한 우유 반 잔 정도 먹고 맘 편히 잠들길 바란다. 취침 전 가벼운 스트레칭을 하는 것도 도움이 된다.

9) 뚱보 당뇨병 이유 밝혀졌다

'뚱보'의 당뇨병 발병에 간여하는 인자가 국내 연구팀에 의해 발견되었다.

국립보건연구원 생명의학센터는 단백질 생성량 조절인자인 'NFATc4'와 'ATF3'가 비만 시 당뇨병을 유발하는 원리를 규명했다고 밝혔다. 당뇨병과 NFATc4·ATF3 인자 간의 상관관계가 의학적으로 규명된 것은 세계에서 처음이다.

연구팀은 연구결과를 담은 논문을 작성해 미국당뇨병학회가 발간하는 비만·당뇨전문지 '다이아비티스'에 실었다. 논문에 따르면 비만도가 높을수록 인체 내에서 단백질 생성 조절인자인 NFATc4와 ATF3가 많이 분비된다.

이 물질은 몸속에서 당뇨병 예방 기능을 하는 호르몬인 '아디포넥틴'의 생산을 현저히 떨어뜨린다. 그렇게 되면 당(糖)을 분해해 주는 호르몬인 인슐린이 제 역할을 하지 못해 비만자의 인체 내에서 당 분해를 어렵게 해, 당뇨병이 생기는 부작용을 일으킨다.

결국 NFATc4와 ATF3는 정상인의 신체에서는 적절하게 분비돼 몸속의 단백질 생성만 조절하지만, 비만인의 경우 과다하게 분비돼 덤으로 지방세포에서 분비되는 당뇨병 치료·예방 호르몬의 생산을 감소시키는 역기능까지 하는 것이다.

10) 당뇨병의 증가

당뇨병의 유병률은 국가와 인종, 생활환경 등에 따라 차이가 있지만 경제의 발전, 평균 수명 증가로 인한 인구의 노령화, 생활양식의 서구화 등으로 인해 전 세계적으로, 특히 우리나라를 포함한 동북아시아에서 급속히 증가하고 있다.

우리나라 성인 당뇨병 환자의 95% 이상을 차지하고 있는 제2형 당뇨병의 경우, 가장 중요한 원인은 비만으로 알려져 있는다.

우리나라는 서구에 비해 비만도가 훨씬 낮음에도 불구하고 당뇨병의 유병률이 미국 등과 거의 동일하게 보고되고 있는 것은 민족 또는 인종적 특성이 중요한 원인이라는 것을 시사하고 있다.

한국인의 경우 선천적으로 췌장에서 인슐린을 분비하는 능력이 감소돼 있다. 설상가상으로 식생활의 서구화와 운동량의 감소로 인해 서양인에 비해 복부비만이 쉽게 축적되고, 이렇게 축적된 복부비만이 인슐린 저항성을 유도하게 됨으로써 국내 당뇨병의 급속한 증가를 초래한 것으로 추측하고 있다.

당뇨병은 이미 진단받는 시점보다 7~12년, 평균 10년 전부터 체내의 여러 가지 변화를 유발하기 시작한다.

또 이미 당뇨병으로 진단받는 시점에서는 반수 이상에서 당뇨병에서만 나타날 수 있는 특징적인 합병증이 동반돼 있을 뿐만 아니라, 평생 동안 약물을 복용하거나 주사제를 맞아야 할 만큼 시간이 경과하면서 조금씩 진행되는 질환임에도 현재까지 마땅히 완치 가능한 치료법은 없는 실정이다.

저명한 의학저널인 '뉴잉글랜드 의학저널'에 따르면, 미국의 경우 지난 100여 년 사이에 출생 시 기대생명이 30년 정도 증가했다고 한다.

이는 과거 치료하기 힘들었던 감염성 질환이나, 악성종양과 같은 질환으로 인한 사망률이 감소한 것이 가장 중요한 원인이며, 특히 최근 30여 년 동안 증가한 기대여명 6년 중 3.9년은 심근경색이나 심부전에 대한 새로운 치료기술의 발전이 중요한 원인인 것으로 분석하고 있다.

이에 반해 2000년 미국 통계청 자료에 따르면, 당뇨병으로 인한 사망률은 다른 질환과는 상이하게 점차 증가하는 것으로 보고되고 있다. 이는 당뇨병 자체 또는 여러 가지 만성 합병증으로 인한 질병부담이 이미 전 세계적인 중요한 보건 문제일 뿐만 아니라, 인류가 직면한 가장 시급히 해결해야 할 질환임을 시사하고 있는 것이다.

〈세계 공공의 적, 당뇨병!!!〉

- 매년 합병증으로 인한 다리 절단 100만 명
- 합병증으로 인한 시력 상실 250만 명
- 매년 사망자수 2,800만 명
- 2007년 환자 2억 4,600만 명
- 2025년 발병 예상 환자 3억 8,000만 명

11) 당뇨 환자 아픈 날 관리법

당뇨병 환자들의 아픈 날 관리의 가장 큰 기본 목표는 환자로 하여금 당뇨병성 케톤산증, 중증의 저혈당증, 탈수 등을 예방하며 계속적으로 혈당을 잘 유지하도록 하는 것이다.

케톤뇨가 양성인 상황에서는 식사를 알맞게 하면서 인슐린을 추가해야 한다. 보통 때의 하루 인슐린 용량의 약 10%를 추가해서 주사하도록 한다.

케톤뇨가 계속될 때는 조심해서 반복 주사할 수 있다. 먹는 약으로 치료하던 환자도 고열이 지속되고 염증이 심해지면 인슐린을 사용해야 한다.

〈아픈 날의 치료 지침〉

1. 당뇨약이나 인슐린 주사를 빠뜨려서는 안 된다.
2. 적어도 2~4시간 간격으로 혈당과 소변 케톤체를 체크한다.
3. 충분한 수분 섭취를 해야 한다.
4. 필요하다면, 케톤산증을 없애기 위해 부가적인 양의 인슐린을 추가한다.
5. 만약, 발열, 지속적인 구토, 계속되는 당뇨병성 케톤산증 증상 또는 케톤체 양성, 그 외 심각한 질환을 의심할 증상이 있으면 의료팀을 찾도록 한다(케톤뇨 검사는 가정에서 케톤스트립을 가지고 소변 검사로 측정할 수 있다).

(1) 열이 나는 경우

열이 나는 경우 열의 원인이 어떤 것이든 간에 혈당이 상승한다. 또한 혈당이 상승할 뿐 아니라 케톤산혈증의 위험도 있다.

따라서 열이 나는 경우는 다음과 같은 행동을 취해야 한다.

① 평소대로 당뇨약을 복용 또는 제 용량의 인슐린을 주사한다.

② 하루 4회 자가 혈당 측정기로 혈당측정을 하면서 같은 시간에 소변에서 케톤을 스트립으로 검사한다(아침, 점심, 저녁 전과 자기 전).

③ 고혈당과 케톤뇨가 지속거나 2시간 동안 음식이나 물을 삼킬 수 없거나 열이 39도 이상 있을 경우 담당 의사와 연락하여야 한다.

④ 가능하면 식사는 원래 처방받았던 칼로리를 포함한 음식을 그대로 먹으며 그때 봐서 환자가 원하는 음식으로 대체토록 한다.

- 충분한 양의 수분을 섭취하여야 한다. 만약 구토로 물을 마시지 못할 경우 주치의와 상의가 필요하다. 또한 가능한 한 휴식을 취하며 몸을 따뜻하게 보온하도록 하며 오히려 운동을 삼가는 것이 좋다.

- 해열제 사용 여부는 감기 등 일상적으로 열이 날 수 있는 경우는 해열제를 사용하여 열을 떨어뜨림으로써 편하게 해 주어야 한다. 해열제는 여러 종류가 있으나 당뇨병이 있는 경우에는 혈당을 변화시켜 주는 해열제 등이 있기 때문에 선택에서 주의를 요한다.

- 아스피린: 아주 좋은 해열제로서 예전부터 가장 많이 사용되어오고 있다. 그러나 최근 들어 어린 나이에 사용하면 라이증후군이라는 뇌 질환의 위험이 있다 하여 근래에는 사용률이 현저히 감소하였다. 아스피린은 간에 작용하여 혈당을 떨어뜨리는 역할을 하므로 당뇨병을 가진 환자는 저혈당의 위험이 있으므로 사용하지 않는 것이 좋다.

- 타이레놀: 간 기능 장애 등 부작용이 없는 환자에서는 사용할 수 있는 해열제이며 당뇨병을 가지고 있어도 혈당 변동을 일으키지 않는다.

- 해열제 시럽: 여러 가지 제재가 어린이들이 먹기 편하게 시럽으로 되어 있으나 이 시럽은 당을 포함하고 있으므로 당뇨병을 가진 소아에서 사용하면 당이 올라가므로 사용하지 않도록 한다.

(2) 토하거나 설사를 하는 경우

이 경우는 혈당의 변화가 심하여서 혈당이 상승할 수도 있으나, 한편으로 혈당이 감소할 수도 있고 케톤산혈증이 발생할 수도 있다.

- 혈당 측정 및 소변의 케톤 측정을 하루 4회 실시해야 한다.
- 토하면 먹는 것에 지장을 주므로 전해질이 들어 있는 음료수를 충분히 주어서 부분적인 칼로리 보충 및 전해질 불균형을 막아야 한다.
- 만일 혈당이 180mg/dL 이하일 경우 당뇨약과 인슐린의 용량을 1/3 줄여서 맞도록 한다.
- 만일 혈당이 180mg/dL 이상일 경우는 당뇨약과 인슐린의 용량을 줄이면 안 되고 높은 만큼 인슐린을 맞도록 한다.
- 토하고 구역질 나는 것이 가라앉고 먹을 수 있게 되면 부드러운 음식부터 먹으면서 서서히 정상식으로 바꾼다.

12) 당뇨병의 키워드 – 인슐린

(1) 혈당치를 조절하는 호르몬

인슐린은 포도당이 수용체를 통과하여 세포에 들어오기 위한 통행증의 역할을 하고 있다. 이것에 따라 몸은 항상 일정의 혈당치(혈액 중의 포도당 농도)를 유지하고 있을 수 있는 것이다.

보통 식사 후에는 간장에서 다량의 포도당이 방출되기 때문에 혈당치는 올라가지만 에너지로 이용되기 때문에 췌장으로부터 인슐린의 분비도 활발해져 식후 1~2시간 이내에 원래의 농도로 되돌아간다.

또 인슐린은 간장에 작용하여 포도당의 방출을 억제하는 작용도 한다. 이것에 의해 포도당의 양이 조정되고 있는 것이다. 그럼 혈당치가 내려간 경우에는 어떻게 되는 것일까?

이때는 췌장에서 글루카곤이라는 다른 호르몬이 분비된다. 글루카곤은 랑게르한스섬에 있는 ∂세포에서 만들어지는 호르몬으로, 간장에 저장해둔 글리코겐(포도당이 변한 것)을 분해하여 포도당으로 되돌리는 활동을 하고 있다. 이것에 의해 혈당치가 상승하는 것이다.

즉 인슐린과 글루카곤이라는 2가지 상반된 호르몬에 의해 혈당치는 조정되고 있다.

(2) 인슐린이 중요한 이유?

혈당의 역할은 중요하며 특히 생명 활동의 중요한 핵인 뇌세포에는 필요불가결하다. 그러므로 혈액 중의 포도당이 적어지면 당질뿐만 아니라 지방이나 단백질도 에너지원으로서 동원된다.

혈당 저하를 막기 위해 몸은 총력을 동원한다. 그래서 혈당치를 올리기 위한 대책이 몇 겹이나 되어, 글루카곤 외에도 여러 호르몬이 작용해서, 혈당의 양을 일정하게 유지하고 있다.

그러나 혈당치를 내리는 일이 가능한 호르몬은 인슐린뿐이기 때문에 인슐린의 역할이 극히 중요시된다.

(3) 인슐린의 활동

1. 혈당치를 조정한다.
2. 남은 영양분을 저축한다.
3. 에너지를 만든다.
4. 파괴된 조직을 회복한다.
5. 미네랄의 균형을 잡는다.
6. 필요한 것을 필요한 장소에 운반한다.

13) 당뇨 환자의 겨울나기

겨울에는 운동이 부족해지기 쉽고 연말연시에 각종 모임이나 회식이 많아 당뇨인들에게는 제일 힘든 계절이라 할 수 있다. 또한 각종 독감, 감기, 관절염 등으로 인해 혈당 조절이 어려워질 수 있기에 많은 주의를 요한다.

(1) 혈당 조절

날도 춥고 길도 미끄러워 실외운동이 힘들기에 자칫 혈당 상승이 되기 쉽다. 실외운동이 힘들면 헬스, 수영, 집안 운동 등을 꾸준히 해서 혈당 상승을 억제해야 한다.

또한 연말연시 각종 모임에서 술은 가능한 적게 마시고 안주는 탄수화물보다는 단백질과 식이섬유 위주로 섭취해야 한다.

(2) 감기 · 독감

감기 · 독감이 걸리면 그 자체만으로도 혈당 상승의 원인이 되며 항생제나 소염제 복용도 혈당 상승이 될 수 있다.

실내 온도는 18~20도, 습도는 40~60%로 유지하고 오전 10시~오후 2시 사이에 하루 3번 정도 환기하는 것이 좋다.

평소에 운동을 꾸준히 하고 잡곡, 채소, 야채 등으로 면역 기능 향상에 도움을 주며, 황기, 홍삼(다른 것이 섞이지 않은) 복용도 도움이 될 수 있다.

규칙적인 생활, 외출 후 충분한 수면 역시 면역력에 있어 중요하다.

(3) 심뇌혈관질환

당뇨병 환자가 고지혈증, 고혈압이 있는 경우 심뇌혈관질환을 특히 조심해야 한다. 가족력이 있으면 더욱 조심해야 한다.

너무 추운 날씨에는 외출을 삼가고 과로나 스트레스는 최소화할 필요가 있다. 또한 가슴이 뻐근하거나 이유 없이 숨이 차거나 어지럽고 한쪽 마비가 올 경우에는 지체 없이 병원을 찾아야 한다.

(4) 발 관리

건조한 겨울에는 발 피부도 말썽이다. 특히 당뇨 환자들은 갈라진 피부 사이로 균이라도 침투하면 큰일이다. 감각이 떨어진 상태여서 상처를 늦게 발견할 확률이 높고 이럴 경우 궤양이나 괴사 등보다 심한 상태로 악화될 수 있기 때문이다.

따라서 매일 발을 꼼꼼히 살피고 샤워할 때는 미지근한 물로 발 구석구석을 씻어 세균 감염을 예방해야 한다.

장시간 발을 물에 담그는 행동은 피하는 것이 좋다. 물에 오래 담글수록 감염 위험이 높아지기 때문이다. 발을 씻은 후에는 발가락 사이사이까지 잘 말리고 건조하지 않게 보습용 크림을 바른다.

14) 당뇨와 오십견

어깨 통증을 동반하는 오십견은 흔한 어깨질환 중 하나로 초기 적극적인 치료로 호전이 가능하고 대개는 1~2년 정도 지나면 통증이 줄고 굳었던 어깨도 풀어지는 경우도 많다.

50대에 흔하기 때문에 붙여진 오십견의 실제 병명은 유착성 관절낭염이며, 외국에서는 동결견(frozen shoulder)으로 불린다.

비교적 흔한 질환 중 하나인 오십견 환자는 전체 인구의 2~3% 정도이며 그중 당뇨 환자는 5배 이상의 발병률을 보인다고 발표되었다.

당뇨를 동반한 환자라면 오십견이 더 흔하게 발생할 뿐 아니라 일반 오십견 환자에 비해 어깨 통증이 더 심하고 치료가 어렵다는 의견이 제시되고 있다.

특히 겨울에는 혈당 조절도 어렵고 근육과 인대가 굳어지기 쉽기에 당뇨병과 오십견 증상이 더 악화될 수 있는 만큼 주의가 필요하다.

한편 어깨 통증이나 오십견 증상을 예방과 치료를 위해서는 약간의 땀이 날 정도로 지속적인 스트레칭이 필요하다. 팔을 위로, 옆으로, 뒤로, 대각선으로 각 10회 이상 꾸준히 풀어주는 것이 중요하다.

15) 당뇨 환자 고혈압, 단백뇨 같이 관리해야 한다!!!

혈압 상승은 우리 몸에 뇌출혈, 심부전, 관상동맥질환 등 다양한 대혈관 질환이 발병할 수 있기에 같이 관리를 해야 한다.

평소 저염분, 저열량식을 동반한 꾸준한 운동을 통해 체중 감량에 성공한다면 그에 따른 혈압 강하 효과를 볼 수 있다.

순간적으로 혈압이 오를 수 있는 근력운동 위주보다는 유산소 운동을 지속적으로 해 주면서 적정 체중을 유지한다면 합병증 유발을 억제하는 데 크게 도움이 된다.

당뇨병과 고혈압을 함께 앓고 있는 환자의 경우 일반 고혈압만 앓고 있는 환자보다 최고 혈압 130mmHg, 최저 혈압 80mmHg 이하로 목표 혈압을 더 낮춰야 한다.

이는 고혈압과 같은 혈관질환을 복합적으로 앓는 당뇨병 환자들의 합병증 진행 속도가 빠른 것을 염두에 두기 때문이다.

소변에 거품이 나온다고 단지 당뇨병만 있는 게 아니다. 단순히 운동 직후나 단백질이 많은 음식(고기, 두부 요리 등) 섭취 후 생길 수도 있다. 그러나 혈뇨가 나오거나 소변에 거품이 심하거나 탁하면 신장질환을 의심해야 한다.

소변에 단백질이 섞여 나오는 단백뇨는 성인인 경우 300mg 이상의 단백질이 배설될 때로 정의된다. 이보다 적은 30~300mg은 미세단백뇨라 부른다. 특히 당뇨병 환자와 고혈압 환자는 일반인보다 미세단백뇨 발생 위험이 2~3배 정도 더 높다.

당뇨병 환자에서 나타나는 고혈당은 지속적으로 미세혈관 손상을 일으키고 신장 내부의 사구체를 손상시켜 신장 기능을 떨어트리는 원인이 된다.

고혈압과 단백뇨를 동반한 당뇨병 환자의 경우 남성 환자가 5배, 여성 환자는 8배 정도 사망 위험이 높아지는 것으로 알려져 있다.

단백뇨를 막기 위해서는 혈압 조절이 매우 중요하다. 이는 고혈압이 신장 혈관을 손상시켜 신장 기능을 빠르게 저하시키고 반대로 신장 기능이 손상될 경우엔 혈압 조절이 잘 되지 않아 고혈압을 야기하기 때문이다.

대한신장학회가 2008년 실시한 말기신부전 환자 등록사업에 따르면 41.9%는 당뇨병이, 18.7%는 고혈압이 원인이었고, 12.1%는 신장염에 의한 것이었다.

따라서 당뇨병 환자는 단순한 혈당 조절뿐 아니라 고혈압과 혈당, 단백뇨를 함께 조절할 수 있는 다각적인 치료가 심혈관 질환과 신장합병증 감소에 매우 중요하다.

신장합병증을 동반한 당뇨병 환자는 반드시 금연해야 하며 적당한 운동을 지속적으로 하고 과체중인 경우에는 체중 감량에 신경 써 적정 체중을 유지해야 한다.

평소 저염식으로 싱겁게 먹도록 하고 우유나 달걀 등 질 좋은 단백질을 소량으로 섭취하는 것이 좋다.

16) 이유 없이 갑자기 찾아온 당뇨병 – 췌장암 검사 필수!!!

상당수의 췌장암 환자는 당뇨가 갑자기 발생하는 특징이 있다. 새로 당뇨병으로 진단받는 성인이 3년 내에 췌장암이 발견될 위험이 8배 증가한다는 보고도 있다.

특히 당뇨에 잘 걸리지 않는 마른 사람에게서 당뇨병이 새로 발생하는 경우 더 의심해 봐야 한다.

가족 중 췌장암 환자가 있었던 경우 그 가족이 췌장암에 걸린 시기보다 10년 일찍(혹은 40대 초반부터) 췌장암 조기 진단 검사를 받는 게 좋다.

최근에 당뇨병이 새로 발견되거나 당뇨 조절이 갑자기 되지 않는 성인은 흡연자이거나 만성 췌장염이 있는 경우처럼 췌장암의 발생 위험이 높은 경우에 췌장암 조기 진단 검사를 받아 볼 필요가 있다.

췌장암은 국내에서 암 발생 빈도로는 8~9번째로 드문 편이지만 가장 사망률이 높은 암 중 하나이다. 췌장암의 5년 생존율은 5% 이하로 평균 생존 기간이 3~6개월에 불과하다.

췌장암은 초기 증상이 없거나 미미해 대부분이 진행된 뒤 발견돼 실제 수술 절제가 가능한 경우가 20% 이내에 불과하다. 또한 다른 장기로 전이가 잘되며 항암제나 방사선 효과가 낮다. 따라서 췌장암의 조기 발견이 중요한 관심사다.

17) 무가당?? 무과당??

무설탕·무가당을 내세운 음료수들은 설탕이나 포도당을 첨가하지 않았다는 의미일 뿐, 원료가 되는 과일 자체에는 과당이나 올리고당이 들어가기 때문에 혈당을 올리기는 마찬가지다.

무과당이란 과당이 없다는 뜻인데 대부분의 과당을 포함한 과일주스에서는 있을 수 없는 잘못된 표현이다.

〈무가당주스〉

말 그대로 설탕 등의 당류를 넣지 않은 무가당의 주스라는 뜻이며, 그저 인위적인 설탕, 당류를 함유하지 않았을 뿐이지 원재료에 당분이 들어 있지 않다는 말이 아니다.

식품의약안전청의 조사에 따르면 무가당 주스 24.2%, 가당 주스 24.7%로 당도에 별 차이가 없다. 예를 들면 콜라 100ml: 열량 40kcal/당분 10.7g, 무가당 주스 100ml: 열량 45~55kcal/당분 12g 이상이다.

또한 스포츠이온음료들은 대부분 당 성분과 열량이 높기에 가능한 마시지 않는 것이 좋다. 냉수나 보리차 등 차 종류의 음식을 마시는 습관을 들이자.

수박 등 과일을 먹을 경우도 혈당을 높이므로 생과일주스에 얼음이나 우유를 넣어 희석해 마시는 것이 좋다.

18) 발에 상처나 무좀 생기지 않도록 주의

해수욕장이나 계곡 등에서는 조금만 주의를 게을리 해도 발에 상처가 나기 쉽다. 특히 당뇨 환자는 발 관리를 소홀히 하면 가벼운 상처로도 살이 썩어들어 가는 궤양 등 심각한 합병증이 발생할 수 있으므로 샌들보다는 아쿠아 신발을 신는 것이 좋다.

또한 겨울철 건조해지면 세균 침범이 쉬우므로 보습을 자주 하는 것이 좋으며, 염증이 심하거나 궤양이 생기면 자칫 위험할 수 있기에 적극적인 치료를 할 필요가 있다.

무좀이 발생 시 당뇨인들은 점점 악화되기 쉬우므로 혈당 조절 및 지속적인 무좀 치료가 필요하다.

19) 당뇨 - 당신은 이미 10년 전부터 발병하기 시작했다

(1) 당뇨가 어느 날 갑자기 나타나는 경우는 드물다

이미 약 10년 전 내외부터 조금씩 조금씩 몸의 이상이 누적되었다가 어느 날 내당능장애라는 애매한 병명이 생기고 그 후 진짜 당뇨라고 진단을 받는 경우가 대부분이다.

(2) 당뇨병의 대표적 증상은 다음(물을 많이 마심), 다뇨, 다식이다

하지만 이때는 이미 당뇨병이 시작된 지 10년쯤 지난 후다. 이렇게 당뇨병을 늦게 발견하면 치료 시기가 늦고, 결국 온갖 치료를 병행해도 병의 진행을 멈추기가 쉽지 않다.

(3) 그렇다면 당뇨병을 예측할 수는 없을까?

당뇨병 정상 기준은 공복 100mg/dL 이하. 식후 140mg/dL 이하이다. 그리고 공복 상태 혈당이 126mg/dL 이상. 식후 180mg/dL 이상이면 당뇨병으로 진단한다. 그 이전 수치인 혈당치 100~125mg/dL는 내당능장애 또는 공복 혈당장애(IGT)다.

이때가 바로 당뇨 직전 단계라 할 수 있다. 사실 그 이전 10년 전부터 비만 관리, 운동 관리, 식이요법 등이 부족해서 조금씩 당뇨질환 요인이 누적되었지만, 대부분은 그 당시에 "설마 내가 당뇨가 걸릴까?" 하는 무관심에 특별한 관리를 안 한다.

평소 관리가 제일 중요하지만 그렇지 못할 경우에는 대신 혈당이 약간 높은 내당능장애일 때부터라도 적극적인 치료와 관리를 받아야 당뇨로 진행되는 것을 막을 수 있다는 것이다.

영국 옥스퍼드대 루리 홀만 교수는 "비만, 가족력, 고혈압, 고콜레스테롤(특히 중성지방) 수치, 임신 중 당뇨병에 걸렸던 여성, 가족력 등이 있는 사람은 발병 가능성이 크므로 매년 혈당 검사를 받으라"고 조언했고, 또한 가장 강조되는 것은 규칙적인 운동과 소식, 평생 이 방법만 실천해도 60%는 예방된다고 하였다.

20) 흡연 - 당뇨 합병증 악화시킴

독일 당뇨병협회의 연구 결과 담배를 피우는 당뇨병 환자는 비흡연자에 비해 안구의 혈액순환에 문제가 발생할 확률이 2.5배나 높은 것으로 나타났다.

또한 당뇨병 환자가 흡연할 경우 신장의 손상 정도가 더욱 커지는 것으로 조사됐다. 흡연자의 경우는 소변의 단백질 수준이 비흡연자에 비해 6배나 높게 나타났다.

또한 흡연자의 경우에는 혈액의 콜레스테롤 수치도 높은 수준을 나타냈다고 발표했다.

21) 당뇨 관리 및 예방수칙

1. 정기적으로 운동을 한다.
2. 흰쌀, 밀가루, 설탕은 피해야 한다.
3. 불필요한 지방 섭취를 줄인다.
4. 자신이 당뇨 환지임을 주의해야 한다.
5. 잡곡밥, 채소, 나물 위주로 식사한다.
6. 체중 관리를 한다.
7. 긍정적인 생각을 가진다.
8. 당뇨 지식에 대해 평소에 많이 공부한다.

22) 약화(藥禍)란 말을 들어보셨는지?

말 그대로 약으로 인해 화를 입을 수 있다는 말이다. 흔히 복용하는 종합감기약, 소염진통제 등등은 혈당수치를 올리고 간장, 신장, 위장에 독이 될 수도 있다는 것을 명심해야 할 것이다.

내 건강은 의사, 약사가 지켜주지 않는다.

1. 약을 맹신하지 말 것
2. 불가피하게 약을 먹어야 할 때 이걸 먹음으로써 내 몸에 다른 해가 올 수 있음을 인식하고 최소한으로 복용할 것
3. 비타민은 비타민제재보다는 식품으로 섭취할 것
4. 건강식품도 내 눈으로 확인된 것만 믿을 것

23) 맥거번 보고서를 아시나요?

1975년 미국 상원의회에 1가지 심각한 의제가 상정되었다. 미국 사람 전체의 35%가 심각한 비만이며, 만성 질환이 너무나 늘어나고 있는데 아무도 그 원인을 모르고 있다는 것이다

상원에서는 이 문제를 해결하기 위해 '국민 영양문제 대책 특별 위원회'를 구성하고 위원장에 당시 대통령의 형인 케네디 의원과 조지 맥거번 의원을 임명했다.

이 위원회는 그 후 3년간 미국 전 대학 연구소와 영국 왕립 연구소 전 세계 유명 대학들과 합동 조사를 하면서 어마어마한 재정을 사용하고 1977년 그 결과를 의회에 보고하였다.

맥거번 보고서에서 우리는 충격적인 내용을 접하게 되는데 그것은 우리가 먹는 음식이 병을 만들고 있다는 것이다.

그 대표적인 음식이 아래에 언급된 5가지이다.

1. 화학조미료
2. 정제 설탕
3. 정제 소금
4. 백미
5. 정제된 밀가루

즉, 이 5가지 음식을 먹으면 먹을수록 각종 성인병이 생긴다는 결과가 바로 맥거번 보고서이다.

또한 맥거번 보고서에서도 강조한 내용인데 아래 사진을 보면 그 정도가 얼마나 심각한지 알 수가 있다.

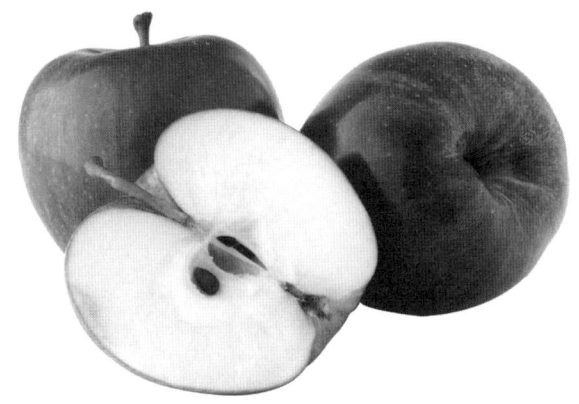

　1914년에는 사과 1개를 먹으면 칼슘 500mg을 섭취할 수 있었다. 그러나 1992년에 사과에서 칼슘을 같은 양 섭취하려면 사과를 무려 26개나 먹어야 한다.

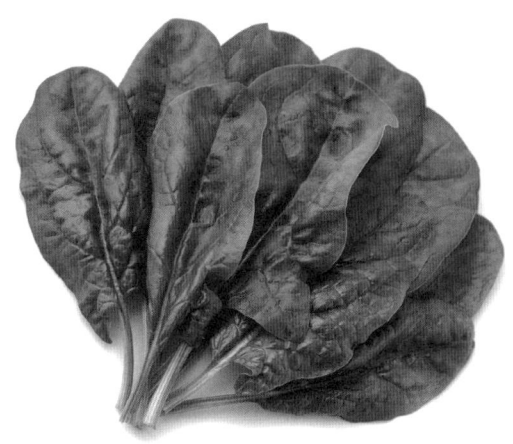

　1952년에 시금치 1단을 먹으면 역시 칼슘 500mg을 섭취할 수 있었다. 하지만, 1993년에 시금치에서 칼슘을 같은 양 얻으려면 무려 19단을 먹어야 한다.

오늘날 우리가 먹는 사과가 옛날 사과가 아니고 시금치도 원래 그 시금치가 아니라는 말이 된다. 즉 예전보다 과일, 야채, 나물 등을 몇 배 이상 섭취해야 건강을 유지할 수 있다는 것이다.

또한 현대인들은 많은 스트레스로 인해 체내 미네랄과 비타민 고갈은 더해 가고 각종 오염물질들을 몸 밖으로 배출하기 위해 또 미량 영양소는 더욱 모자라게 되니 대부분의 현대인들이 만성 성인병에 시달리게 된다.

따라서 화학조미료, 정제 설탕, 정제 소금, 백미, 정제된 밀가루 이 5가지는 최소한으로 섭취하고, 과일, 야채, 나물 등을 예전보다 훨씬 더 많이 섭취해야 성인병을 예방할 수 있다.

24) 당화혈색소를 낮추자 - 제일 중요한 기준!!!

당화혈색소(HbA1c)는 혈액 내 포도당이 혈색소(Hb. 헤모글로빈)와 얼마나 결합해 있는지를 보여 주는 수치이다.

혈당이 높다는 것은 혈색소에 포도당 분자가 더 많이 결합해 있다는 것을 뜻한다.

일반적인 혈당 검사는 검사한 순간의 혈당치만을 보여 준다. 매일 다르며 매시간 혈당수치가 다르게 나온다. 예를 들면 당뇨인 이 오렌지주스 1

잔을 마신 뒤 검사를 하면 마시기 전보다 혈당이 약 70mg/dL 정도 상승해 있다.

반면 당화혈색소는 지난 3개월간(적혈구 평균 수명: 120일)의 평균 혈당치를 보여 준다. 따라서 환자가 혈당을 얼마나 잘 관리했는지를 객관적으로 판단할 수 있기에 당뇨인들은 당화혈색소 검사가 필수적이다.

정상인의 당화혈색소는 4~6%이다. 당뇨병 환자가 합병증을 막으려면 7%를 넘지 않도록 해야 한다.

25) 당뇨의 신호 공복혈당장애를 잡아라

공복혈당을 유의하자. 공복혈당장애(IGT)는 당뇨병으로 진행하는 발병 직전 상태를 말한다. 따라서 이때부터 치료를 시작해야 한다. 그렇지 않으면 조만간 식후 혈당수치도 오르게 돼 있다.

우선 지켜야 할 사항은 탄수화물을 줄이고 단백질과 식이섬유 위주로 식사하며 밤늦은 간식과 잦은 음주는 피해야 한다. 또한 꾸준한 운동을 해서 체지방을 줄이고 혈액을 맑게 해야 한다.

26) 당뇨 환자 이러면 곤란

1. 자정이 넘어서야 잠든다.
2. 아침은 거르거나, 먹어도 오전 9시 이후에 먹는다.
3. 밥 먹는 시간이 빠르다(20분 이하).
4. 채소를 매끼 2접시 이하로 먹는다.
5. 과일을 많이(평균 매일 1개 이상) 먹는다.
6. 과식이나 편식, 짜게 먹는다.
7. 튀김, 부침, 전, 견과류 등을 즐긴다.
8. 군것질을 한다.
9. 1주일에 4잔 이상 술을 마신다.
10. 식사 간격이 6시간 이상이다.
11. 하루에 5,000걸음도 안 걷는다.
12. 약을 제때 복용하지 않는다.
13. 담배를 피운다.
14. 혈당 검사를 빼먹는다.
15. 정기검진을 거른다.

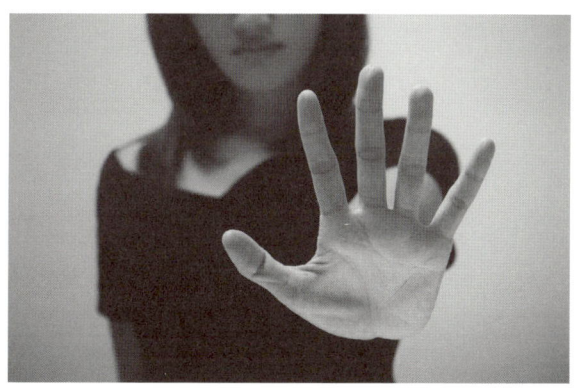

27) 당뇨병에 걸리면 인슐린을 맞아야 하나?

당뇨 환자의 치료는 인슐린의 개발로 획기적인 전환기를 맞이했다.

실제로 인슐린 주사법은 소아형 당뇨 환자, 식이요법으로 혈당 조절이 안 되는 임산부, 경구 혈당강하제로 혈당 조절에 실패한 경우, 당뇨 환자가 큰 수술을 할 경우, 고혈당으로 혼수상태에 빠졌을 경우에 유력한 치료법이다.

하지만 모든 당뇨 환자에게 무턱대고 인슐린 주사법을 사용할 수 있는 것은 아니다. 나아가 오랜 기간 인슐린을 투입하면 인슐린을 생산하는 베타세포의 기능이 아예 손상되어 버리기도 한다.

따라서 '당뇨는 인슐린을 맞으면 된다'고 단순하게 생각하는 것은 매우 위험하며, 가능한 한 늦게 최후 수단으로 맞을수록 좋다.

28) 당뇨인들에게 걷는 것이 얼만큼 중요한가?

동의보감에 따르면 '약보보다는 식보가 낫고 식보보다는 행보가 낫다'는 말이 있다. 이 말은 '약을 먹는 것보다는 좋은 음식을 먹는 것이 낫고 좋은 음식을 먹는 것보다는 걷는 것이 더 낫다'라는 뜻이다.

그만큼 걷는 운동이 건강에 이상적인 운동이라고 하니, 평소 가족과 함께 가까운 거리 자주 산책하시기 바란다.

또한 스트레스를 안 받고 살 수는 없다. 안 받게 하는 것이 중요한 것이 아니라 쌓이지 않게 하는 것이 중요하다. 스트레스 자체를 삶의 한 일부라 생각하시고 긍정적으로 희망적으로 받아들이시고 운동과 취미생활을 가능한 많이 하시어 스트레스가 쌓이지 않게 자주 풀어주시길 바란다.

29) 혈당수치는 높아도 자각 증상이 없을 수도 있다

증상은 주관적인 면이 있어서 사람에 따라 심하게 또는 약하게 나타날 수 있고 심지어는 수치가 상당히 높은데도 증상을 전혀 못 느끼는 사람이 있다.

이런 이유는 그 사람의 신체 증상에 대한 예민할수록 느끼는 정도가 심하고 오히려 신체 증상에 둔한 사람이나 평소 근력이 좋을수록 느끼는 증상이 약하거나 못 느낄 수 있다.

30) 집밥이 외식보다 당뇨 위험 낮추나요?

집밥보다 외식이 더 많은 시대다. 한국인의 외식 횟수가 눈에 띄게 늘고 있다. 반면 집밥은 건강한 한 끼를 챙겨줄 뿐 아니라 현대인의 질병 예방에도 도움이 되는 것으로 나타난 연구 결과가 있다.

미국 하버드대학 보건대학원 연구팀은 1주일에 적어도 5차례 이상 집에서 저녁밥을 먹은 사람은 당뇨병에 덜 걸린다는 논문을 발표했다.

연구에선 지난 20년간 10만 명의 의료기록과 식생활을 통해 개인의 식생활과 당뇨병의 상관관계를 조사했다.

그 결과 1주일에 5~7차례 집에서 저녁밥을 먹은 사람이 1주일에 5차례 이상 외식한 사람과 비교해 제2형 당뇨병에 걸리는 비율이 15% 더 낮은 것으로 나타났다. 또한 집밥을 먹는 사람들의 평균 체중이 외식을 즐기는 사람들보다 적은 것으로 나타났다.

집밥이 당뇨병 위험을 낮추는 것에 대해 연구팀의 쑨 치 교수는 "집밥은 의식적으로 좋은 재료를 선택해 건강하게 조리해서 먹게 된다"는 점을 이유로 설명했다.

그러면서 "하지만 신선한 식재료로 건강한 조리법으로 먹는 집밥에 해당할 뿐 인스턴트나 가공식품을 조리해서 먹는 집밥은 도움이 되지 않는다"고 밝혔다.

8. 소아당뇨

전체 소아당뇨병의 90% 정도가 인슐린 의존성 당뇨병을 앓게 된다. 자가 면역 반응 등의 원인에 의해 췌장의 일부 세포가 파괴된다.

또한 한번 발병하면 췌장이 재생되지 않아 필수적인 호르몬 인슐린 분비가 절대적으로 부족하게 되어 평생 인슐린 주사를 맞으며 살아야 한다.

우리나라의 인구 10만 명당 1.2명으로 서구보다 발병률이 낮은 편이나 5년 전에 비해 2배가량 급증하고 있다는 보고가 있다.

1) 소아당뇨의 증상

소아당뇨는 볼거리, 풍진 등 접촉 감염이 많은 5~7세와 스트레스가 많은 사춘기에 주로 발병하는데 당뇨병을 유발하기 쉬운 체질적 요인에 환경적 요인이 더해져 발병하는 것이 대부분이다.

여기서 체질적 요인이란, 흔히 알고 있듯이 단것을 좋아한다거나, 비만증이라거나 하는 것과는 전혀 관계가 없다. 또 유전적 소인과도 그리 깊지 않다.

소아당뇨병으로 의심할 만한 임상 증상으로는 전형적인 당뇨병 증세인 소변을 자주 보는 경우가 있다. 5~7세의 취학 연령 이전 소아의 경우 이유 없이 피곤해하며 야뇨증의 증상을 보이면 혈당을 확인해 보는 것이 바람직하다.

음식을 많이 먹고 갈증을 심하게 느껴 자꾸 수분을 섭취하려고 하거나 싫증과 짜증을 잘 내고 무기력해하는 등 전신 쇠약 증세를 나타내는 경우이다.

그러나 이러한 임상 증세를 미처 파악하기도 전에 케톤산혈증(인슐린이 부족할 경우 간에서 성장 호르몬 등이 다량 생성되면서 몸이 산성화되는 증상으로 심각해지면 기능장애를 유발한다)으로 발병하게 될지 예측할 수 없으므로 정밀 혈당 검사를 통해 확진을 해 두는 편이 현명하다. 정상 소아의 혈당은 공복 시 약 80~120mg/dL 정도이다.

2) 소아당뇨의 치료

소아당뇨병의 치료는 인슐린요법, 식사요법, 운동요법 및 심리요법을 통해 이루어지며 소아당뇨의 혈당 조절은 평생 동안 꾸준히 해 나가야 한다. 한방에서는 비기 부족, 폐기 부족을 소아의 체질적 특징으로 보고 있다.

아이들은 자라는 과정에 밖으로는 외부 바이러스에 내성이 없어 감기, 기침, 폐렴 등의 호흡기 질환에 자주 걸리고, 안으로는 소화계가 발달하지 못하여 구토, 설사 등의 증상을 흔히 접하게 된다. 이는 한방의 비기 부족, 폐기 부족의 원인에서 기인하는 것으로 본다.

정상적인 소아의 경우 이러한 발육이 미진한 단계를 순차적으로 밟아 올라가 건강하게 성장하지만 체질적으로 병약한 아이들은 성장과정에서 병치레를 하게 된다. 소위 말하는 체질이 약한 것이다.

소아당뇨 환자의 경우도 마찬가지로 체질적으로 호흡기나 피부과 질환에 자주 노출되어 있는 경우가 많다. 즉, 폐기가 약하여 안색이 창백하고 목소리가 기어들어 가는 것 같이 작고 전신이 수척한 데다 모든 일에 의욕을 상실하게 된다.

또한 비기가 약하여 음식을 섭취해서 얻을 수 있는 에너지원을 충분히 확보하지 못하게 되는데 식욕도 떨어지고 갈수록 말라 가는 증상을 말한다.

체질과 증상에 맞게 한방치료를 병행하면 체력 강화, 당뇨 증상 개선 및 혈당 저하에 도움을 줄 수 있다.

9. 당뇨 합병증

당뇨 관리의 최종 목표는 합병증을 최소화하는 것이다.

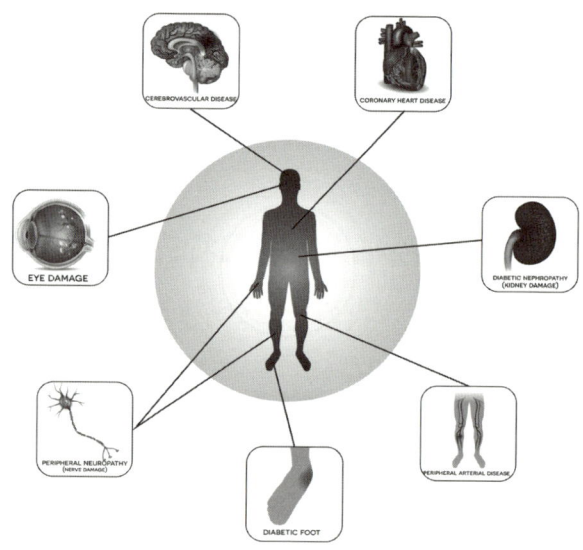

1) 당뇨 합병증 종류

당뇨가 오래되고 심할수록 당이 혈관에 누적이 되어 해당 부위에 기능이 저하되고 괴사가 올 수 있다.

합병증 종류로는 뇌졸중, 신부전증, 심근경색, 뇌혈관장애, 백내장, 동맥경화, 수족혈관장애, 남성에게는 발기부전, 불감증, 성 기능 장애 등 다양한 종류가 있으며 심각한 경우 생명을 앗아가기도 한다. 실제로 국내 사망률 4위가 당뇨로 꼽힐 만큼 합병증이 무서운 질병이라 할 수 있다.

또한 당뇨인들은 혈당수치의 기복이 많아 갑자기 뚝 떨어질 수도 있다. 실제로 70 이하의 저혈당인 경우도 있고 수치는 정상이거나 높은데 갑자기 떨어져서 저혈당처럼 느끼는 경우도 있다.

일단 기운이 떨어지고 식은땀이 나고 가슴이 두근거리거나 어지러울 수 있다. 또한 잘못 쓰러질 경우에는 위험할 수도 있다.

2) 합병증 조기 발견을 위한 검사

(1) 정기 검진이 중요

당뇨병을 오래 앓고 있으면 제일 무서운 것이 합병증이다. 처음에는 그 증상이 나오지 않기 때문에 환자 자신도 모르는 사이에 합병증이 진행되었다는 사례가 많다.

일단 진행되면 합병증은 치료가 매우 힘들어진다. 진행을 막기 위해서는 무엇보다도 조기에 발견해서 적절한 치료를 받는 것이 중요하다. 그래서 당뇨병 환자들은 합병증 발병 여부에 대한 정기 검진이 반드시 필요하다.

(2) 실명에 이르는 망막증을 막기 위한 안저 검사

당뇨병의 3대 합병증의 하나인 '당뇨병성 망막증'은 주요한 성인 실명 원인의 하나이다.

최근에는 치료법도 꽤 발달했는데 그래도 망막증으로 실명하는 사람은 매년 끊이지 않고 있다. 망막증은 특히 초기에는 증상이 없으므로 정기적으로 검사를 받을 필요가 있다.

당뇨병성 망막증을 진단하기 위해서는 안저 카메라로 안저를 검사해서 눈의 가는 혈관에 이상이 생겼는지를 알아본다. 이 검사에 의해 당뇨병성 신증 뿐 아니라 역시 당뇨병 환자에게 일어나기 쉬운 백내장 진단과 당뇨병의 전체 상태를 진단할 수 있다.

안저 검사는 통증도 없고 몇 분 만에 끝나므로 특별히 번거롭지는 않다. 혈당치 조절과 함께 약 6개월에 1회, 혈당치 조절이 잘된다면 1년에 1회 정도의 비율로 검사하는 것이 가장 좋다.

망막증이 시작된 사람의 경우에는 3~6개월에 1번 검사를 받아야 한다. 또한, 임신 중인 사람은 망막증이 악화될 수 있으므로 임신한 경우에는 더 부지런히 검사를 받을 필요가 있다.

(3) 신장 상태를 알아보는 신장 검사

당뇨병성 신증도 3대 합병증 중 하나이다.

신장은 가는 혈관이 많이 모여 있는 부분이므로 혈당치가 높은 상태가 계속되면 그 영향을 받기 쉽다. 신증에 걸리면 아무리 혈당치 조절을 잘 해도 신증이 단독으로 진행되어서 나중에는 신장이 거의 작용하지 못하는 신부전증이 되어 인공 투석이 필요하게 된다.

신증도 꽤 진행될 때까지 자각 증상이 없으므로 검사를 확실히 받을 필요가 있다. 신장 검사라고 하면 단백뇨를 검사한다는 이미지가 있는데 소변에 단백질이 섞이는 것은 신증이 어느 정도 진행된 다음부터이다.

그래서 요 단백질과 함께 초기 단계에서 나오는 소변 중의 알부민을 검사함으로써 조기 신증을 발견할 수 있게 했다.

요 검사는 간단히 할 수 있으므로 소변 속 알부민 양 검사를 6개월~1년에 1회 정도 받아 두면 좋다. 또 초기 신증이 시작된 사람의 경우 신장 기능을 진단하는 검사도 필요하다. 이 검사는 사구체 여과 정도를 보는 것이다.

몸의 청소 공장과 같은 작용을 하고 있는 신장의 기능이 떨어지면 혈액 속에 불필요한 물질이 쌓여 간다. 크레아티닌과 요소 등이 그러한 물질인데, 이들이 혈액에 어느 정도 섞여 있는가를 검사함으로써 신장 기능의 정도를 알 수 있다.

- 주요 신장 검사: 소변 검사, 혈액 검사, 신장 기능 검사 등등

3) 당뇨 있는 말기 신부전 환자 5년 생존율 40%

투석이나 신장 이식이 필요한 말기 신부전 환자가 당뇨까지 있을 경우 5년 생존율이 40%도 안 되는 것으로 조사되었다.

대한신장학회가 1986년부터 20년 동안 280개 의료기관에서 치료받고 있는 말기 신부전 환자 4만 4,300명을 대상으로 조사한 결과 이같이 나타났다.

대한신장학회는 우선 말기 신부전 환자가 지난 20년 새 15배가 증가했다고 밝혔다. 신부전의 주요 원인이 되는 당뇨병과 고혈압 환자가 크게 증가했기 때문으로 분석된다.

특히 당뇨를 앓고 있는 말기 신부전 환자의 5년 생존율은 40%로 암 환자 5년 생존율인 46%보다도 낮은 것으로 나타났다.

전문가들은 만성 신장 질환인 신부전에 빠지면 투석이나 신장 이식이 필요한 만큼 당뇨나 고혈압이 있는 환자는 혈압과 혈당을 철저히 관리해야 한다고 지적했다.

4) 당뇨병에 뒤따르는 기타 질병

(1) 저항력 저하로 감염증을 합병하는 경우가 있다

당뇨병은 몸의 면역력도 저하시킨다. 그러므로 세균이나 바이러스에 대한 저항력이 약해져 감염증을 일으키기 쉬워진다.

예를 들어 암세포를 죽인다는 T세포나 혈액 중의 유해물질을 죽이는 백혈구의 힘이 반으로 저하되는 일이 확인되고 있다. 또 인슐린의 활동도 약해져 혈당의 조절이 불안정해진다.

당뇨병은 악화되며 한번 감염이 일어나면 진행도 중증화되어 낫기 어려워진다. 당뇨병의 합병증으로는 호흡기 감염에 의한 폐렴이나 폐결핵, 요로 감염에 의한 신우 신염 등을 들 수 있다.

신부전이나 심부전 등을 합병하고 있는 당뇨병 환자는 감염에 대한 저항력이 극히 약해져 폐렴에 걸리기 쉬운 상태라 할 수 있다. 또 신증이나 방광 기능장애를 함께 갖고 있는 경우는 요로감염을 일으키기 쉬운 상태라 할 수 있다.

대장균이나 포도구균 등의 병원균이 요도에서 신장으로 요로를 거슬러 올라가 침입하면 신우신염을 부른다. 이것은 당뇨나 혈뇨가 있으면 균이 쉽게 증식하고 약물이 듣기 어렵기 때문이다.

만일 치료가 늦어지면 신우신염에 의해 혈액 속에 세균이 증식하여 전신에 퍼지는 '패혈증'이 되어 상당히 위험한 상태가 나타날 수도 있다.

(2) 가볍게 생각하기 쉬운 피부의 여러 가지 증상

피부의 이상은 당뇨병 초기부터 볼 수 있지만 비교적 증상이 가벼워서 쉽게 생각되는 것 같다. 이것이 만성화되거나 재발을 반복하거나 또는 방치될 경우 결국 괴저라는 위험한 상태를 부르는 경우가 있기 때문에 충분한 주의가 필요하다.

가장 잘 나타나는 증상은 피부에 아무런 이상도 보이지 않는데 전신에 심한 가려움증을 느끼거나 피부가 거칠어지는 것이다.

원인은 자율 신경장애에서 오는 발한 이상이나 비타민 흡수 이상, 그리고 면역력의 저하에 의한 피부 감염증이다.

결국 땀이 괴기 쉬운 목덜미, 옆구리 밑, 허리 등에 땀띠나 미란, 짓무름이 생기거나 피부가 건조해진 곳을 긁거나 해서 감염증을 일으키게 된다.

특히 여성의 경우 소변에 당이 포함되어 있음에 따라 음부 가려움증이 생겨 습진으로 발전하거나 사상균(絲狀菌)의 일종인 칸지다에 의한 피부염(칸지다증)으로 전이되기 쉬워진다.

칸지다증 등 진균이 감염되어 일어나는 피부병으로 당뇨병 환자의 20~30%로 판단된다. 칸지다증은 외음부, 항문 주위, 대퇴부의 안쪽, 옆구리 밑을 중심으로 계속 이어 생겨서 잘 낫지 않는다.

또 손, 발가락 사이, 발바닥, 궁둥이에는 무좀이나 백선이 생기기 쉬워진다. 당뇨병 환자의 무좀은 광범위하게 일어나며 낫기 어렵고 세균에 의한 이차 감염이 일어나기 쉽다.

(3) 치주병, 치조 농루도 당뇨병의 합병증이다

최근에는 치과에서 당뇨병이 발견되는 경우도 적지 않다. 치주병은 합병증 중에서도 일어나기 쉬운 것 중의 하나이다.

당뇨병성 치육염은 출혈이 쉽게 나는 것이 특징이다. 치육염이 더욱 진행된 상태가 치조 농루이다. 치조 농루란 치육(치주)의 조직이 망가져 이가 흔들거리며 결국은 빠져버리는 병이다.

이는 흙 속에 세워져 있는 말뚝 같은 것으로 이 말뚝을 지탱하고 있는 땅에 해당하는 것이 치육이다. 토대가 상하면 말뚝은 쓰러져 버린다.

당뇨병의 경우 감염증이 일어나기 쉽고 화농되기 쉬워서 치조 농루가 생기기 쉬운 조건에 있다고 할 수 있다. 치주병이 생기면 잇몸의 염증, 출혈, 냄새 등의 증상이 나타나고 이가 붕 떠 있는 듯이 느끼며 음식물을 씹기 어려워진다.

치주염의 예방으로는 염증의 원인이 되는 치석(齒石)을 제거하는 것이며 거기에는 칫솔이 가장 효과적이다. 당뇨병의 식이 요법과 마찬가지로 식사 후마다 칫솔질을 하는 습관을 갖는 게 좋다.

(4) 발은 문제를 일으키기 쉽다

우리는 평소 양말과 신발에 쌓여 있는 발에 대해 별로 신경을 쓰지 않는다. 그나마 일반적인 사람의 경우에는 발에 감각이 있기 때문에 가벼운 상처라도 빨리 발견하므로 위험한 상태에 이르지 않는다.

그런데 당뇨병이 진행되면 여러 가지 합병증(신경장애, 혈관장애, 감염을 일으키기 쉬워지는 것)의 영향에 의해 발에 큰 문제가 생기기 쉽다.

먼저 신경장애에 의해 통증을 느끼는 감각에 이상이 생긴다. 특별한 이유가 없는데도 항상 발이 저리는 느낌이 있다든지 밤이 되면 발이 타들어 가는 듯한 아픔을 느끼기도 한다.

또 그중에는 발의 감각이 완전히 없어져서 어떤 자극에도 반응하지 않는 사람도 있다. 그래서 목욕탕 욕조에서 종종 화상을 입는 사람도 생기는 것이다.

또 신경장애 때문에 발의 관절이 점점 변형되어 버리기도 한다(샤르코 관절). 그래서 걸을 때 적당하지 않은 위치에 중심이 가버리게 되어 발이 구두에 의해 상처가 나기 쉬워지는 것이다.

그렇게 되면 가벼운 외상만으로도 세균 감염을 일으켜 그것이 심해지기도 하고 또 혈관에 쌓여 그 부분의 세포가 죽어 버리는 괴저를 일으키기도 한다.

혈당치가 높지 않고 괴저가 심하지 않은 경우 잘 관리하고 치료하면 혈당치를 정상으로 유지할 수 있다. 그런데 심해지면 그 부분을 절단해야 하는 경우도 있다.

발의 증상을 미연에 방지하려면 신경장애가 진행된 환자는 발에 대해서는 다음과 같은 점에 주의하면서 발을 씻는다.

1. 상처는 없는지 매일 발가락 사이까지 주의해서 발을 씻는다.
2. 맨발로 걷지 않는다. 목욕하기 전에 물 온도를 확인한다.
3. 발에 딱 맞는 구두를 신는다. 쿠션이 좋고 바닥이 두껍고 폭이 넓은 구두를 선택한다.
4. 균이 낫은 것이 좋고 부지런히 발톱을 깎는다.

5) 저혈당

혈당치가 높아서 당뇨병인데, 왜 저혈당 증세를 걱정해야 하는 것일까?

당뇨병 환자는 혈액 속에 당이 남아돌아, 결과적으로 고혈당 증세를 보이게 된다. 하지만 혈당치를 낮추기 위해 투여한 인슐린이나 경구 혈당강하제의 용량이 많을 경우, 복용량은 적당해도 식사량이 적거나 식사시간이 지체되어 결과적으로 혈당치가 낮아지는 경우, 또는 식사나 복용량이 적당해도 평소보다 운동량이 많아 많은 혈당을 소비했을 경우 등에는 일시적으로 저혈당 증세가 나타난다.

저혈당은 혈당이 50mg/dL 이하로 내려가는 것을 말한다. 저혈당 상태가 되면 식은땀이 나고, 손발이 떨리고, 현기증이 나고, 정서가 불안해지며, 맥박이 빨리 뛰고, 두통, 전신무력 증세를 느끼며, 심한 경우 경련과 함께 혼수상태에 빠지기도 한다.

저혈당 증세를 느낄 경우엔 빠르게 당분을 공급해 줘야 한다. 당분이 많이 함유된 음료수나 사탕을 먹어야 하고, 의식을 잃는 경우엔 포도당 주사를 놓는다. 고혈당으로 고통 받는 당뇨 환자가 오히려 사탕을 소지하고 다니거나 저혈당 조절제를 먹는 이유가 바로 여기에 있다.

또한 저혈당 수치는 아니지만 혈당이 급격히 떨어질 경우에는 수치는 정상이거나 약간 높은데 저혈당과 비슷한 증상을 느낄 수 있다. 그럴 때도 마찬가지로 안정을 취하면서 당분이 함유된 식품을 속히 섭취해야 한다.

6) 당뇨병성 망막증

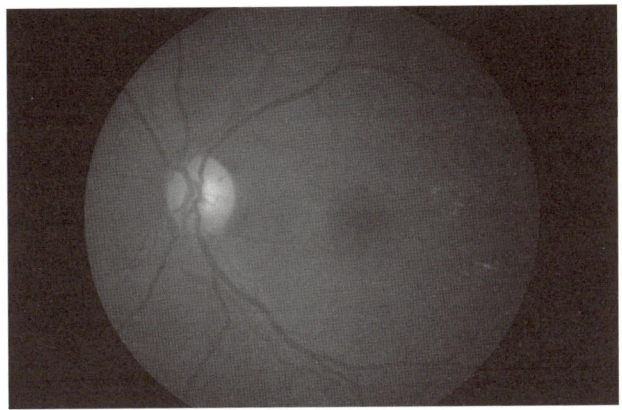

당뇨망막증(Diabetic retinopathy)은 미세한 망막 혈관에 피가 제대로 돌지 않아 생기는 당뇨 합병증이다.

당뇨망막병증은 크게 비증식성 망막병증과 증식성 망막병증으로 나뉜다. 일단 망막의 혈관이 막히거나 혈관 벽이 손상을 받으면 망막이 허혈상태에 빠지면서 부어오르게 되는데 이것을 비증식성 망막병증이라고 한다.

비증식성 망막병증이 더 진행되면 망막에 불필요한 혈관이 새로 자라는데, 이렇게 생긴 혈관(신생혈관)은 정상 혈관보다 더 잘 터지므로 눈 속에 심각한 출혈을 일으킨다. 이를 증식성 당뇨망막병증이라 한다.

또 망막의 신생혈관 옆에 섬유성 조직이 증식하는 경우도 생기는데, 이렇게 되면 망막이 당겨져서 벽지가 들떠 일어나는 것처럼 내벽에 평평하게 붙어 있어야 할 망막이 구겨지면서 내벽과 떨어지게 된다. 이를 견인성 망막박리라 부른다.

아무리 혈당량 관리를 철저히 해도 당뇨망막병증을 피하기 어려울 수 있다. 일반적으로 당뇨병 발병 15~20년이 지나면 거의 모든 환자에게 당뇨망막변증이 생기고, 그중 1/4 정도가 실명 위험이 있는 증식성 당뇨망막병증으로 발전한다.

(1) 증상

시야가 흐려질 수 있지만 당뇨병성 망막병증의 증상은 망막이 심하게 손상을 입기 전까지는 나타나지 않을 수 있다. 병이 진행되면서 망막의 연약한 새 혈관이 터지거나 망막박리에 의해 한쪽 눈의 시력이 갑자기 떨어지기도 한다.

(2) 원인

비증식성 망막증은 초기의 망막증으로 국소적으로 출혈이나 삼출물 등이 망막에 나타나지만 보통 시력이 심하게 저하되지는 않고 차츰 진행되어 망막증으로 이행된다.

증식성 망막증은 시신경과 망막에 새로운 혈관이 나타나는 상태를 말하며, 이렇게 새로 생긴 혈관은 우리 몸의 원래 혈관과 달리 혈관 벽이 대단히 약해 파열이 자주 발생한다.

이런 경우 초자체출혈이 발생하여 환자는 갑작스러운 시력 감퇴(출혈량이 많은 경우)나, 눈앞에 구름이 가린 듯 일부분의 시야장애(출혈량이 비교적 적은 경우)를 느끼게 된다.

(3) 치료

당뇨망막증의 정도에 따라 치료 유무를 결정하게 되는데 치료는 일반적으로 약물치료, 레이저 광응고술, 수술적 처치 등이 있다.

당뇨병 환자는 안과 의사와 긴밀히 협조하여 일생 동안 주기적인 관찰, 검사, 치료에 임해야 한다.

① 혈당 조절
혈당이 높으면 망막병증의 진행이 가속화되므로 가능한 망막병증의 진행을 둔화시켜야 한다. 그러나 당뇨 조절이 너무 과도하게 되어 저혈당이 생기게 되는 경우도 망막병변을 악화시키므로 저혈당도 조심해야 한다.

② 약물치료
망막 혈관 벽이나 혈액 성분에 작용하여 망막 미세혈관 순환을 개선시키는 약물 등이 시도되고 있다.

③ 레이저치료

레이저 광응고술은 현재의 당뇨망막병증을 완전히 치료한다든가 시력을 좋게 하기 위해 시행하는 것이 아니라 예방 목적으로 시행하는 것이다.

④ 초자체 절제술

망막병증의 치료를 잘 안 하였거나 레이저 치료에도 효과를 보지 못한 진행된 망막병증으로 인하여 반복성 초자체 출혈이 생기는 경우에 시행된다.

(4) 망막증 예방 눈 지압

눈과 눈 주변의 지압을 통해 눈의 망막, 홍채, 모양체 등에 적절한 영양 공급과 신경 자극을 해줌으로써 눈 피로뿐 아니라 노안과 당뇨 망막합병증까지 예방될 수 있으니 매일 3분씩 꼭 해 주길 바란다.

① 눈 주위 눌러주기

검지와 중지로 눈 주위 뼈대를 꼭꼭 지압한다. 눈동자 위쪽과 아래쪽 모두 천천히 지압한다.
- 태양혈 누르기: 귀와 눈 사이, 움푹 들어간 곳(관자놀이), 눈 양쪽 옆 태양혈을 조금씩 세게 꾹꾹 눌러준다.
- 정명혈 누르기: 눈썹의 안쪽 끝 바로 아래 움푹 들어간 곳, 눈썹 안쪽이 끝나는 곳 정명혈을 엄지손가락으로 조금씩 세게 꾹꾹 눌러준다.

② 눈동자 위 눌러주기

눈을 감은 뒤 손가락을 펴서 눈동자 위를 모두 천천히 지압한다. 손바닥을 뜨겁게 비벼서 손바닥으로 눈 위를 덮어 혈액순환이 잘되게 한다.

③ 어깨 주변 지압하기

목, 어깨 주변 근육을 앞뒤로 자주 돌려주고 자주 지압해 주면 그만큼 뇌혈관에 혈액순환이 잘되어 눈과 머리가 맑아지며 당뇨 망막증이나 뇌혈관질환 예방에 도움이 된다.

(5) 당뇨 망막증에 도움이 되는 한약

백질려, 결명자, 감국, 계혈등, 목적, 구기자 등이 도움이 되나 정확한 것은 전문 한의사와 상담하길 바란다.

7) 당뇨병의 미소(말초, 미세)혈관/신경장애

신경에 영양을 전달하는 작은 혈관에도 영향을 미치기 때문에 신경에 충분한 영양이 도달하지 않게 되어 신경장애를 일으킨다.

당뇨병의 신체 합병증으로서는 이 신경장애의 빈도가 가장 높다고 한다. 특히 당뇨병에서는 전신의 모세혈관이 장애를 받기 때문에 말초신경의 장애가 조기부터 눈에 띄게 나타난다.

- 대칭성 말초성 다발신경장애(peripheral polyneuropathy)
- 당뇨성 근위축증(diabetic amyotrophy)
- 단신경장애형 신경장애(mononeuropathy)
- 자율신경장애
- Charcot 관절 등

8) 당뇨병의 대혈관장애

대혈관은 대동맥과 같이 아주 굵은 혈관만이 아니라 쇄골하동맥, 대퇴동맥, 관상동맥과 같이 중간 정도의 굵기를 가진 혈관까지 포함한다.

당뇨병에 걸리면 대혈관에는 '동맥경화의 촉진'이 발생한다. 혈관의 내강이 좁아지고 협착이 일어난다. 혈관은 조직으로 충분한 혈액을 보낼 수 없게 되므로, 조직의 허혈, 나아가서는 경색, 괴사가 일어난다.

- 허혈성 심질환, 심근경색
- 뇌졸중, 뇌경색
- 하지의 괴저 등

9) 당뇨병성 케톤산증 혼수 (Diabetic Ketoacidotic Coma)

초기에 발생해서 아직 치료되지 않은 1형 당뇨병이나 이 환자가 치료에 사용하던 인슐린을 갑자기 중단했을 때, 2형 당뇨병 환자가 감염증을 일으켰거나, 폭음, 폭식을 했을 때에 발생한다.

이와 같은 유인이 되는 것은 여러 가지가 있지만, 원인을 한마디로 말하면, '인슐린 작용이 극도로 부족'한 데 있다.

〈증상〉

1. 급격한 구갈(口渴), 다음(多飮) – 탈수에 의해 발생
2. 식욕 저하, 메스꺼움, 구토, 체중 감소
3. 전해질 밸런스의 붕괴 – 고혈당에 의한 삼투압 이뇨의 결과 발생
4. 피부점막의 건조, 혈압의 저하, 쇼그 – 탈수에 의해 발생
5. Kussmaul respiration(깊고 잦은 호흡)
6. 호기(呼氣)의 aceton 냄새

10) 합병증 예방 관리

당뇨인에게 무서운 것이 합병증임은 틀림없지만 그렇다고 모든 당뇨인이 합병증이 오는 것은 아니다.

설사 혈당이 약간 높더라도 꾸준히 운동 관리, 식이요법을 해준다면 그만큼 합병증이 적게 오거나 안 올 수도 있다

1. 매일 유산소 운동을 해 준다.
2. 주 2회 이상 근력운동을 같이 해 준다.
3. 매일 눈 주변과 어깨 주변 지압을 해 준다.
4. 물을 많이 마시고 녹황색 채소를 많이 섭취한다.
5. 과로, 스트레스를 최대한 줄이고 여유로운 마음을 갖는다.

이것만 지켜져도 합병증은 최대한 막거나 줄일 수 있다.

10. 당뇨 치료 사례

1) 당뇨 치료 6단계

1. 양약/한약 모두 복용 안 하면서 일반인과 똑같은 식생활
2. 양약/한약 모두 복용 안 하지만 당뇨인 생활(절식, 소식, 운동요법)
3. 양약은 무복용/한약 복용하면서 당뇨인 생활(절식, 소식, 운동요법)
4. 양약 복용/한약 무복용하면서 당뇨인 생활(절식, 소식, 운동요법)
5. 양약/한약 모두 복용하면서 당뇨인 생활(절식, 소식, 운동요법)
6. 양약/한약 모두 복용 안 하면서 일반인처럼 생활하고 수치가 조절 안 되는 경우 1단계가 최고의 상태 또는 최대 목표라 할 수 있고 6단계가 제일 안 좋은 단계이다.

2) 당뇨 치료 사례자

〈 당뇨 치료 사례자 1 〉

김 ○○ (남) **54세**

특징	비만, 가족력, 음주, 과식
내원 당시 (17.3.9)	발병 5년 전, 양약 복용 안 함 공복 182, 식후 249, 당화혈색소 8.9 당뇨환 복용 및 당뇨생식과 해독요법 시작
치료과정 초기(17.5.16)	공복 125, 식후 187, 당화혈색소 7.3 당뇨환 복용 개수 감소 및 부분해독요법 변경
치료과정 중기(17.6.29)	공복 105, 취침 전 94, 식후 143, 당화혈색소 6.7 당뇨환 복용 개수 감소 및 간헐해독요법 변경
치료 후(17.9.13)	정상수치 유지하심 평소에는 당뇨환 복용 안 함 과식이나 운동을 못 했을 경우에만 당뇨환 복용

〈 당뇨 치료 사례자 2 〉

최 ○○ (여) **66세**

특징	비만, 가족력, 운동 부족, 탄수화물 다식
내원 당시 (16.4.6)	발병 10년 전, 양약 아침, 저녁 2회 합 4알 복용 중 공복 158, 식후 227, 당화혈색소 8.6 당뇨환 복용 및 해독요법 시작
치료과정 초기(16.8.10)	공복 136, 식후 170, 당화혈색소 7.4 당뇨환 복용 개수 감소 및 부분해독요법변경, 양약 유지
치료과정 중기(16.10.19)	공복 109, 취침 전 105, 식후 155, 당화혈색소 6.9 당뇨환 복용 개수 감소 및 간헐해독요법변경, 양약 유지
치료 후(17.1.6)	정상수치 유지하심 평소에는 당뇨환 복용 안 함. 양약은 유지 과식이나 운동을 못 했을 경우에만 당뇨환 복용

〈 당뇨 치료 사례자 3 〉

박 ○○ (남) 66세

특징	비만, 가족력, 음주, 과식
내원 당시 (17.5.10)	발병 15년 전, 양약 복용 공복 185, 식후 266, 당화혈색소 9.3 당뇨환 복용 및 해독요법 시작
치료과정 초기(17.5.22)	공복 152, 식후 246, 당화혈색소 8.9, 양약 병행 당뇨환 복용 및 부분해독요법변경
치료과정 중기(17.6.16)	공복 133, 식후 195, 당화혈색소 8.1 양약 병행 당뇨환 복용 및 간헐해독요법변경
치료 후(17.9.6)	공복 125, 식후 184, 당화혈색소 7.3 식사는 평소대로 드시나 가능한 탄수화물은 줄임 당뇨환과 양약 병행함

〈 당뇨 치료 사례자 4 〉

정 ○○ (남) 44세

특징	체격 보통, 음주, 과식
내원 당시 (17.4.18)	발병 2년 전, 양약 복용 안 함 공복 158, 식후 194, 당화혈색소 7.5 당뇨환 복용 및 해독요법 시작
치료과정 초기(17.6.15)	공복 115, 식후 143, 당화혈색소 6.6 당뇨환 복용 및 부분해독요법 변경
치료과정 중기(17.7.21)	공복 91, 식후 120, 당화혈색소 6.3 당뇨환 복용 및 간헐해독요법 변경
치료 후(17.9.26)	거의 정상수치 유지하심 식사는 평소대로 드시나 가능한 탄수화물은 줄임 평소에는 당뇨환 복용하고 간혹 과식 시에만 당뇨환 복용

〈 당뇨 치료 사례자 5〉

최 ○○ (여) 46세

특징	비만, 가족력, 스트레스, 과식
내원 당시 (17.3.6)	발병 4년 전, 양약 복용 공복 187, 식후 245, 당화혈색소 9.2 당뇨환 복용 및 해독요법 시작
치료과정 초기(17.5.23)	공복 164, 식후 212, 당화혈색소 8.4, 양약 병행 당뇨환 복용 개수 감소 및 부분해독요법 변경
치료과정 중기(17.6.22)	공복 155, 식후 198, 당화혈색소 7.9, 양약 병행 당뇨환 복용 개수 감소 및 간헐해독요법 변경
치료 후(17.9.27)	공복 131, 식후 170, 당화혈색소 7.2 양약 복용하면서 과식이나 운동을 못 했을 경우에만 당뇨환 병행 복용함

〈 당뇨 치료 사례자 6〉

임 ○○ (남) 75세

특징	비만, 가족력, 과식
내원 당시 (17.6.13)	발병 20년 전, 양약 복용 공복 168, 식후 245, 당화혈색소 8.9 당뇨환 복용 및 해독요법 시작
치료과정 초기(17.8.24)	공복 147, 식후 202, 당화혈색소 8.2 당뇨환 복용 및 부분해독요법 변경
치료과정 중기(17.10.19)	공복 135, 식후 180, 당화혈색소 7.6 당뇨환 복용 및 부분해독요법
치료 후(18.1.9)	공복 122, 식후 164, 당화혈색소 6.9 식사는 평소대로 드시나 가능한 탄수화물은 줄임 양약 복용하면서 과식이나 운동을 못 했을 경우에만 당뇨환 병행 복용함

〈 당뇨 치료 사례자 7 〉

오○○ (여) 53세

특징	비만, 가족력, 과식. 스트레스
내원 당시 (17.7.4)	발병 1년 전, 양약 복용 안 함 공복 143, 식후 194, 당화혈색소 7.5 당뇨환 복용 및 해독요법 시작
치료과정 초기(17.9.11)	공복 120, 식후 165, 당화혈색소 7.1 당뇨환 복용 및 부분해독요법 변경
치료과정 중기(17.11.17)	공복 112, 식후 158, 당화혈색소 6.8 당뇨환 복용 및 부분해독요법
치료 후(18.2.6)	공복 106, 식후 144, 당화혈색소 6.4 식사는 평소대로 드시나 가능한 탄수화물은 줄임 과식이나 운동을 못 했을 경우에만 당뇨환 복용함

〈 당뇨 치료 사례자 8 〉

남○○ (남) 47세

특징	비만, 과식. 스트레스, 음주
내원 당시 (17.2.10)	발병 4년 전, 양약 복용 안 함 공복 153, 식후 220, 당화혈색소 8.0 당뇨환 복용 및 해독요법 시작
치료과정 초기(17.5.13)	공복 142, 식후 198, 당화혈색소 7.7 당뇨환 복용 및 부분해독요법 변경
치료과정 중기(17.6.16)	공복 134, 식후 185, 당화혈색소 7.5 당뇨환 복용 및 부분해독요법
치료 후(17.9.6)	공복 115, 식후 162, 당화혈색소 6.6 식사는 평소대로 드시나 가능한 탄수화물은 줄임 과식이나 운동을 못 했을 경우에만 당뇨환 복용함

〈 당뇨 치료 사례자 9 〉

정○○ (여) 62세

특징	비만, 과식, 스트레스
내원 당시 (17.6.2)	발병 약 10년 전, 양약 복용 공복 167, 식후 265, 당화혈색소 9.3 당뇨환 복용 및 해독요법 시작
치료과정 초기(17.7.21)	공복 148, 식후 259, 당화혈색소 8.8, 양약 복용 당뇨환 복용 및 부분해독요법 변경
치료과정 중기(17.9.9)	공복 133, 식후 206, 당화혈색소 7.7, 양약 복용 당뇨환 복용 및 부분해독요법
치료 후(17.12.7)	공복 121, 식후 185, 당화혈색소 7.3 식사는 평소대로 드시나 가능한 탄수화물은 줄임 양약은 그대로 복용하면서 과식이나 운동을 못 했을 경우에만 당뇨환 병행 복용함

〈 당뇨 치료 사례자 10 〉

이○○ (남) 38세

특징	비만, 과식, 스트레스, 음주
내원 당시 (17.2.20)	발병 1년 전, 양약 복용 안 함 공복 156, 식후 230, 당화혈색소 8.7 당뇨환 복용 및 해독요법 시작
치료과정 초기(17.5.19)	공복 132, 식후 190, 당화혈색소 7.9 당뇨환 복용 및 부분해독요법 변경
치료과정 중기(17.6.15)	공복 115, 식후 150, 당화혈색소 7.4 당뇨환 복용 및 부분해독요법
치료 후(17.9.25)	공복 110, 식후 143 당화혈색소 6.5 식사는 평소대로 드시나 가능한 탄수화물은 줄임 과식이나 운동을 못 했을 경우에만 당뇨환 복용함

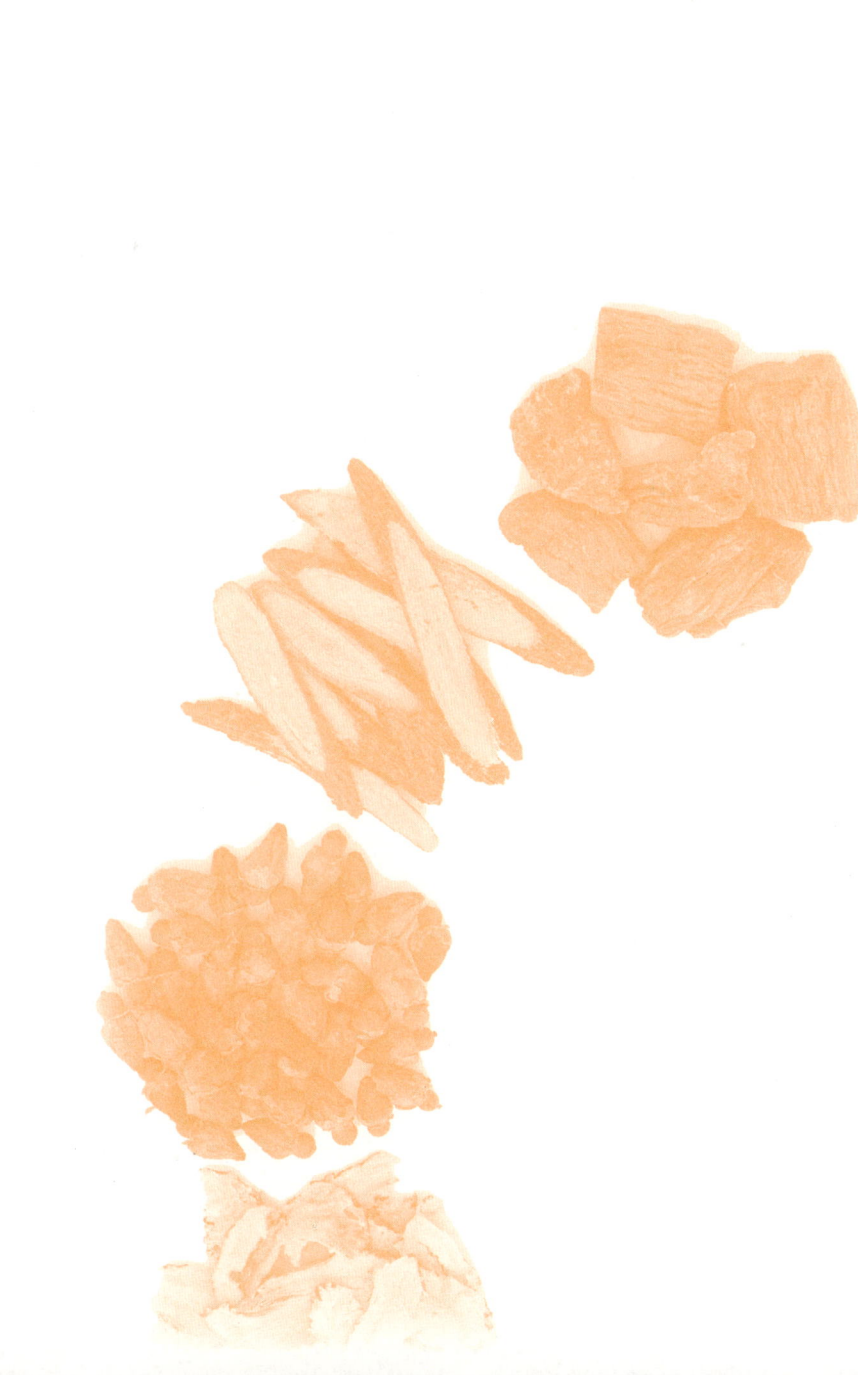

part 2

해독

1. 질병과 질환

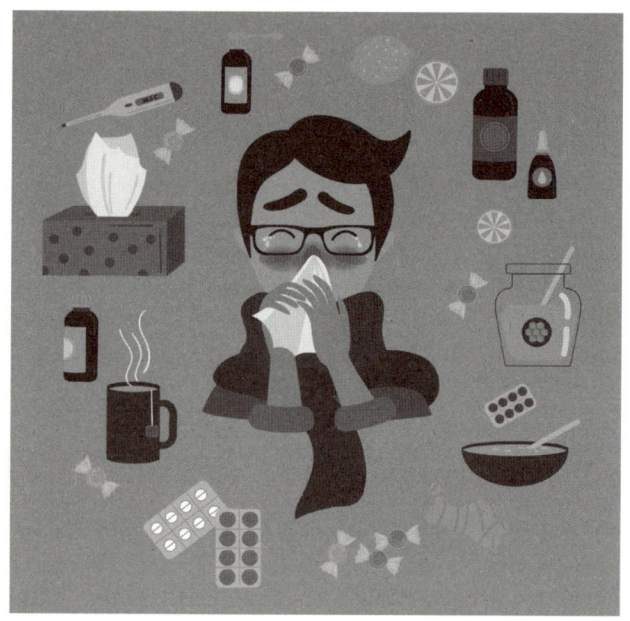

사람들은 몸이 아프면 무조건 질병에 걸렸다고 생각한다. 하지만 우리를 괴롭히는 여러 가지 병 중에서 질병이 차지하는 부분은 생각보다 많지 않다.

질병과 질환은 근본적으로 원인과 해법이 다르다. 이 2가지를 구별하지 못하고 산다면 평생 건강 문제로 고통 받을 수 있다. 질병과 질환은 다음과 같이 구분된다.

질병	질환
의사의 도움을 받아 치료해야 하는 병	내 몸 스스로 치유 할 수 있는 병
세균, 박테리아, 기생충, 결핵 등 전염병	혈액, 세포의 오염 및 호르몬의 부조화로 인한 병
사고, 부상, 심각한 내장질환 등으로 수술이 필요한 경우	당뇨, 비만, 고혈압, 고지혈증, 지방간 등 대사성질환
탈수, 탈진, 각종 중독, 심각한 신경질환 등 절대 안정 또는 격리가 필요한 경우	아토피, 호흡기 알러지, 류마티즘, 크론씨병, 베쳇트병 등 면역질환

1) 미병(未病) - 병이 되진 않았지만 되고 있는 상태

속담 중에 '호미로 막을 것 가래로 막는다'가 있다. 조그만 문제를 방치하면 큰일이 된다는 이야기다. 하지만 건강은 다르다. 호미로 막을 걸 대형 굴착기로도 막지 못하는 경우가 빈번하게 일어난다.

예를 들어 저수지 둑에 균열이 생겨 물이 샐 때, 적시에 막으면 그다지 힘들지 않지만 누수량이 많아지면 문제가 달라진다. 고치기 힘들어지고 비용도 많이 들어간다. 비용이 많이 들어도 고칠 수 있으면 다행이다. 둑이 터지면 손을 놓을 수밖에 없다.

한의학의 특징 중 하나가 바로 미병(未病)이란 개념이다. 병이 되진 않았지만 되고 있는 상태를 말한다. 뚜렷하게 병이 없음에도 불편한 증상을 호소하는 상태라고 보면 된다.

미병, 즉 건강하지 않은 상태를 보여 주는 사인은 아주 많다. 여자들은 생리 상황으로 가장 잘 파악할 수 있다. 정상적이던 생리 주기가 엉망이 되고, 양마저 줄었다면 뭔가 문제가 있는 상황이다.

과로로 인해 몸의 피로가 가중되고 있는 과정일 수도 있고, 혈액 생성 작용에 문제가 있는 것일 수도 있다. 몸에 일종의 경고등이 켜진 상태다.

미병은 언제든지 특정 질환으로 발전할 수 있다. 미병 상태에 처해 있을 때 적극적으로 몸의 이상 징후에 관심을 갖고 조처를 취할 경우 충분히 질병 예방 효과를 거둘 수 있다. '예방 의학'과 같은 의미다.

2) 나이대별 미병

(1) 청소년기

안 먹어서 생기는 문제가 나타난다. 부모님이 몸에 좋다고 먹으라고 해도 안 먹고, 선생님께서 열심히 좋은 마음을 먹으라고 해도 안 먹어서 생기는 미병이 나타난다.

지나치게 편식해서 영양의 불균형이 생기고, 공부를 안 하거나 너무 해서 생기는 스트레스 때문으로 부모님이나 선생님께서 먹으라고 권하는 것을 순하게 받아먹으면 이런 병들은 다 없어진다. 누구도 몸에 나쁜 것만 먹으라고 권하는 어른은 없다.

(2) 2, 30대 직장인

너무 먹어서 생기는 문제가 생긴다. 천년만년 자신만은 젊은 이 상태로 유지할 것 같은 착각에서 비롯되는 것이다. 술도 적당히 먹어야 하고 욕심도 적당히 가져야 한다.

언제까지 젊고 튼튼하며 능력이 유지되는 것이 아니다. 끊임없이 무리하고 과로하면 쉽게 고갈된다. 많을 때 아껴서 적절히 안배하고 충분히 연습하면 2, 30대의 미병은 다 없어지고 건강하게 행복해진다.

(3) 4, 50대 중년

어리석어 생기는 문제가 나타난다. 지금도 젊은 줄 알고 지금도 가능한 줄 알아서 생기는 미병이 부지기수이다. 대개 '전에는 안 그랬는데' 뭐 이런 식으로 미병이 나타난다.

이렇게 하나둘씩 쌓이다 보면 '어제까지 나하고 한잔했는데…' 뭐 이런 식의 이야기 주인공이 되어 있는 것이다. 현명하게 조심하고 절제하면 중년의 미병은 나타나기도 하고 금방 치료된다.

(4) 6, 70대 노년

지나쳐서 문제가 생긴다. 지나치게 몸만 걱정하고 좋은 것만 찾아다니며 지나치게 욕심과 걱정을 많이 하면 문제가 생긴다.

말은 금방 저세상으로 갔으면 좋겠다고 하면서 음식이나 운동 같은 정말 해야 할 것은 안 하면서 뭐가 좋다면 우르르 달려가 먹고 어디가 좋다면 쪼르르 달려가 앞뒤 안 가리고 치료받는다. 약만 먹어도 한 끼 식사가 될 만큼 약이 점점 많아져 나중에는 약들이 내 몸에 독을 만들어 놓는다.

현명함으로 적절히 조심하고 적절히 받아드릴 수 있어야 건강하고 행복하게 미병을 극복할 수 있다.

3) 장 누수 증후군

불완전소화로 인해 장내 환경이 악화되고 유해균이 유익균보다 많아지면 장내 부패로 이어지게 되는데, 부패로 인한 온갖 유해물질이 장벽을 공격할 때 나타나는 증상이 장 누수 증후군이다.

장 누수란 약해진 장벽을 뚫고 더러운 물질, 즉 독소, 노폐물, 어혈 등이 핏속으로 흘러드는 것을 말한다.

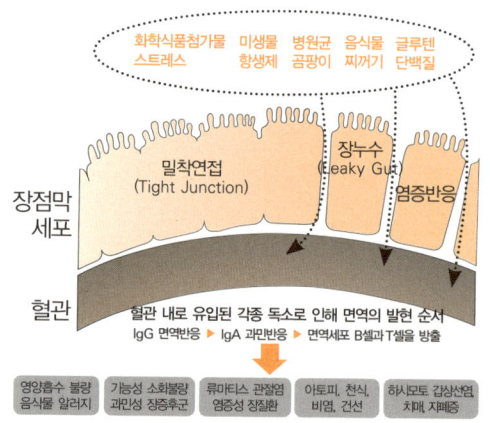

4) 癌·난치병 치료할 '세포 청소'만 50년 매달렸다

癌·난치병 치료할 '세포 청소'만 50년 매달렸다. 노벨생리의학상 오스미 교수가 세포 내 불필요한 단백질 분해… '自家포식' 과정·유전자를 규명하였다.

단백질 찌꺼기 재활용이 막히면 암·알츠하이머 등을 유발한다.

50년 '한 우물 파기' 연구를 한 오스미 요시노리(71) 일본 도쿄공업대학 명예교수가 세포 내 손상된 소기관이나 노폐물을 세포 스스로 잡아먹는 '오토파지' 현상을 규명한 공로로 2016년 노벨생리의학상을 받았다.

1970년대 중반 세포 내 노폐물을 청소하는 '오토 파지(autophagy, 자가 포식)' 연구에 입문해 '인생 연구'로 매달린 결과다.

그는 1980년대 현미경으로 자가 포식 현상을 관찰하는 데 성공했고, 1992년에는 효모를 이용해 자기 포식을 촉발하는 유전자를 세계 최초로 규명해 논문으로 발표했다. 그 연구 성과가 2016년 노벨생리의학상 수상에 결정적인 기여를 했다.

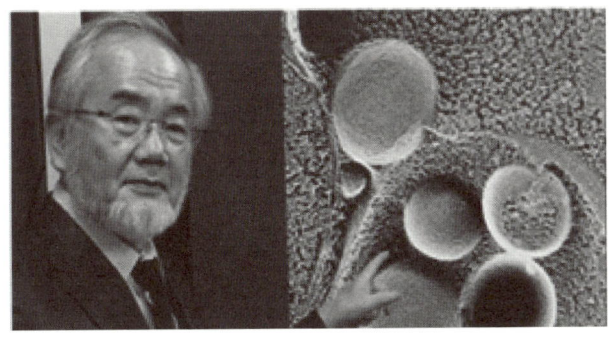

(1) 세포 청소부, 자가 포식

오스미 교수의 연구로 세포 내 노폐물이나 찌꺼기를 어떻게 청소하고 때론 어떻게 재활용하는지를 명확히 알게 됐다.

세포가 스트레스를 받거나 세균에 감염되면, 세포 내에 불필요한 단백질 찌꺼기가 쌓인다. 이때 노폐물을 에워싸는 주머니가 등장한다. 노폐물은 이 주머니에 쌓여 세포 내 재활용센터 리소좀으로 이동해 분해된다.

일종의 '재활용 봉투'에 해당하는 이 주머니는 평상시 세포 안에 없던 것이어서 어떻게 생성되는지 몰랐는데, 오스미 교수가 주머니 생성을 명령하는 유전자를 최초로 발견한 것이다. 리소좀이 세포 내 쓰레기 소각장 역할을 한다는 사실은 이미 벨기에 의학자 연구로 밝혀져 1974년 노벨생리의학상을 받았다.

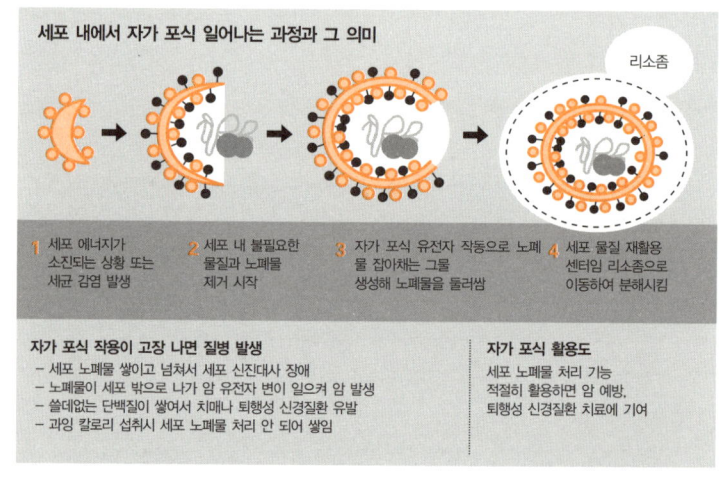

자가 포식은 노폐물 청소 기능뿐만 아니라 비상시 에너지를 재활용하는 역할도 한다. 세포 에너지가 고갈된 상황이 오면, 세포 내 노폐물을 재처리 소각장인 리소좀으로 보내 세포 생존에 재사용한다.

(2) 자가 포식 연구의 활용

자가 포식 기능이 고장 나서 세포 노폐물이나 불필요한 단백질 찌꺼기가 제거되지 않고 쌓이면 질병의 원인이 된다. 단백질 찌꺼기가 넘쳐서 세포 밖으로 나오면 유전자 변이를 일으켜 암 발생을 유발할 수 있다.

뇌에 독성 단백질 찌꺼기가 쌓이면 알츠하이머 치매나 파킨슨병의 단초가 된다. 이에 자가 포식 기능을 특정 질병이나 부위에 활성화시킬 수만 있다면, 퇴행성 신경질환 치료에 쓰일 수 있다.

섭취 칼로리 부족으로 세포가 적당히 굶으면 자기 생존을 위해 세포 내 노폐물을 소각해 에너지를 재활용한다. 칼로리 공급이 과잉 상태가 되면, 노폐물을 재활용할 이유가 사라지면서 자가 포식 활동이 뜸해지고 노폐물이 적체된다.

이런 원리로 칼로리 과잉이 암을 유발할 수 있고 세포 노화가 빨라진다고 설명된다. 적절히 굶주려야 생존력이 강해진다는 얘기다.

이 연구의 중요한 내용은 우리 몸에 누적되어 있는 노폐물은 해독, 단식, 절식을 하면 그 노폐물을 소각해서 에너지를 사용된다는 것이다. 그렇지 않으면 노폐물이 계속 누적이 되어 각종 질병을 만든다.

2. 장 누수 및 장내 세균

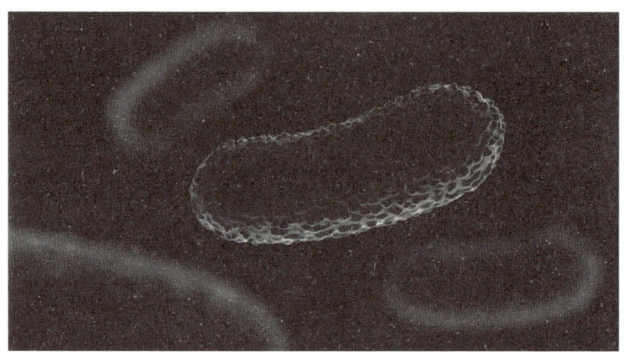

면역세포 - 흉선.N.k세포는 흉선에서 만들고 100개 세포가 태어나면 97개는 죽고 3개의 세포만 특공부대처럼 훈련시켜 킬러세포는 표적 항원을 공격한다. 그러나 나머지 우리 몸의 면역세포는 대부분인 80%가 장에 존재한다.

장내 세균은 암, 당뇨, 고혈압, 고지혈증, 심장병, 정신질환 등 다양한 질환과도 밀접한 관계가 있으며 면역과 집결된다.

1. 보통 건강한 성인의 장 속에는 유익균, 중간균, 유해균 3종류가 있다.

- 유익균: 건강 유지 및 면역력을 증강시킴
  비피더스균 등

- 중간균: 상황에 따라 유익균과 유해균의 역할
  박테로이데테스, 유박테륨, 혐기성 연쇄구균 등
- 유해균: 장내 부패 및 유해 물질을 생성, 가장 열세한 그룹
  대장균 등

2. 장 속에서는 세균들이 치열한 영토전쟁을 하고 있다고 할 수 있다. 장내 세균의 유형은 한번 자리를 잡고 증식하여 우세해지면 우세한 세력들이 숫자로 밀어붙이기 때문에 좀처럼 뒤집기 어렵다. 장내 이상적인 비율은 유익균 85% 유해균 15%이다.

3. 장내 세균 박테로이데테스는 최고 우세 균인데 담즙산을 영양분으로 흡수할 수 있는 강력한 균이기 때문에 박테로이데테스는 손쉽게 대장에 도달해 주도권을 선점하며 최고 우세한 세력을 장악하게 된다.

4. 참고로 아무리 다이어트를 해도 뱃살이 줄지 않는 사람을 대상으로 장내 미생물을 검색해 본 결과, 장 속 박테로이데테스 계열의 균이 적은 사람이 비만일 확률이 높다는 결과가 나오기도 했다.

장 속의 피르미쿠테스(비만세균) 계열의 박테리아가 많고 박테로이데테스 계열이 적은 사람이 비만일 확률이 높다는 연구 결과가 쥐와 인간을 대상으로 한 실험에서 밝혀졌다.

5. 고든 박사는 12명 비만 환자를 1년 동안 체중을 조절해 가며 장내 박테리아 구성 비율을 조사했는데, 처음 환자 장 속에는 박테로이데테스 비율이 3%에 불과했지만 체중이 줄면서 15%까지 증가했다.

1) 살이 찌는 이유(장 속 미생물)

미국의 과학자들은 자는 동안 열량을 소모해 몸무게를 줄이는 원인은 장내 미생물에 있음을 발견했다.

미국 아이오대(UI)대 연구팀장 존커 박사는 우리 연구를 통해 당신이 자는 동안 열량을 태우는 역할을 하는 것이 장 속 미생물이라는 결론을 도출했다고 발표했다.

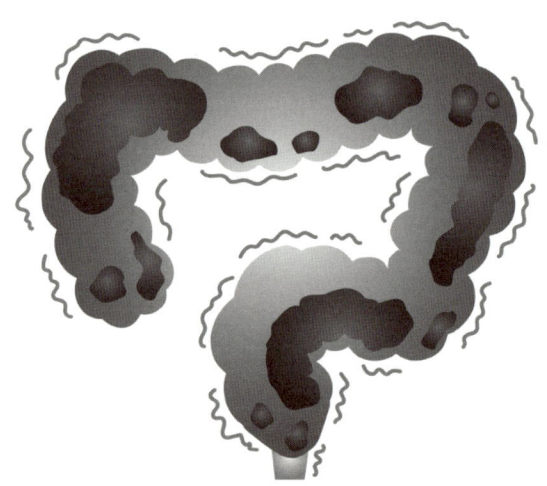

2) 장내 100조 개 미생물이 존재한다

피르미쿠테스와 박테로이데테스 중 누가 우점하느냐에 따라 건강이 좌우될 뿐만 아니라 살이 찌기도 하고 빠지기도 한다.

예를 들어 피르미쿠테스가 우점하면 포도당 흡수가 비정상적으로 촉진되어 금세 살이 찌게 된다. 쥐 실험에서 피르미쿠테스를 주입한 쥐가 2주 만에 몸무게가 2배로 불어났다.

반대로 박테로이데테스균이 우점하면 탄수화물을 장에서 분해 배출해 살이 빠지고 따라서 장내 미생물이 몸의 생태계를 복원하고 자는 동안에도 열량을 태워 신기하게 살이 빠진다.

비만은 장내 미생물이 30% 정도로 좌우한다고 한다. 장내 미생물 크기는 0.5~5μ(마이크론)의 크기이며 총 무게로 잰다면 약 1~2kg이다.

가공음식 생활 습관으로 유해균 증식이 늘어나면 각종 만성질환, 면역질환, 알레르기 염증성 질환, 동맥 경화 암 발생 가능성을 높이는 것으로 보고되고 있다. 대변에 수분을 없애면 미생물이 40~50%가 된다. 즉 대변의 반이 미생물이란 뜻이다.

3) 요요현상은 장내 세균 종에 의한 것이다(미생물 집단)

엘리나브 박사는 비만 쥐의 장내 박테리아가 비만기억을 지니고 있어서 다이어트로 체중이 빠진 뒤에도 다시 고칼로리 먹이가 들어오면 체중 증가를 가속화시킨다고 설명했다. 이 연구결과는 '네이처'지에 발표되었다.

다이어트로 체중을 뺀 후 다시 정상적인 식사로 돌아가면 예전의 비만 상태를 기억하고 있는 장내 세균종이 체중 증가를 가속화시킨다는 것이다. 다시 말해 요요의 주범은 장내 박테리아의 비만기억 때문이다.

비만인의 장 속에는 정상인에 비해 비만세균(피르미쿠테스)이 3배 이상 많다.

4) 장내 미생물은 건강뿐 아니라 식습관에도 영향을 미친다

미국 캘리포니아 대학 등 공동 연구진의 연구결과로, 장내 어떤 미생물은 계속 당분을 섭취하도록 유도하며 또 다른 미생물은 지방 함량이 높은 음식을 자꾸 먹도록 하는 것으로 밝혀졌다.

즉 평소 고기를 좋아하는 사람의 경우 장내에 이를 먹고 사는 미생물이 많아져 자꾸 지방 성분을 섭취하도록 유도하는 악순환이 이어진다는 내용이다.

장내 미생물은 자신들의 영역을 확보하기 위해 서로 경쟁하는 것은 물론 숙주인 인간 행동에 반하는 목표를 가질 수 있는 것으로 드러났다.

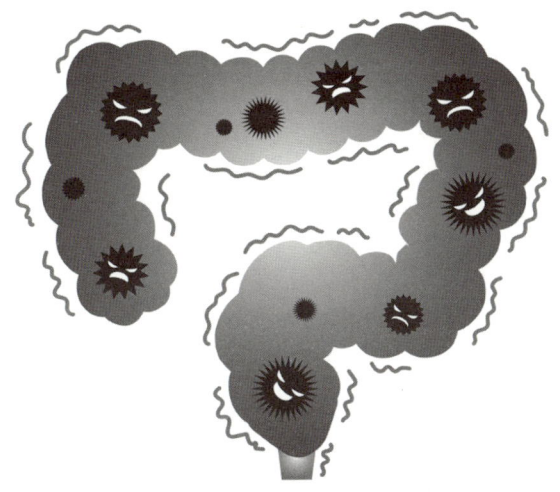

5) 운동을 하면 장내 유익균이 늘어난다

과학자들은 장내 세균의 수보다 중요한 것은 장내 세균의 다양성이라고 한다. 병에 걸린 사람일수록 유익한 장내 세균이 줄고 나쁜 균만 득세해 장내 세균의 다양성이 줄고 한번 나빠진 장내세균은 회복하기가 어렵다고 한다.

미국 스탠퍼드대 국제학술지 '네이처'지 발표 논문에 식사 습관의 변화로 장내 세균이 바뀌면 그 영향이 후손에까지 이어지며 나중에 식사 습관을 바꿔 회복하기가 어렵다고 밝혔다.

장내 미생물을 늘리는 방법으로 운동을 하면 장내 유익균이 늘어난다.

6) 장내 미생물을 지켜야 하는 이유

현대인들은 육식이 늘어나며 채식을 통한 섬유소 섭취가 줄었고 그로 인해 섬유소를 먹고 사는 장내 세균이 타격을 입었다. 장내 세균이 무너지면서 인간에게 바로 피해로 이어졌다.

과학자들은 암이나 당뇨, 비만이 몸에 유익한 장내 세균의 군집이 붕괴하고 해로운 장내세균이 득세하면서 발생한다는 증거를 잇달아 찾아냈다. '사이언스'지는 이 같은 연구결과를 2010년 10대 과학 뉴스의 하나로 꼽았다.

인디애나 폴리스대학병원에서 각종 항생제와 약을 써보았지만 백약이 무효인 만성적인 크론씨 질환으로 고생하는 환자들의 장내 세균을 연구한 결과 크론씨병을 앓고 있는 환자는 좋은 세균은 없고 나쁜 균인 클로스트리듐(장내 독소)이 장악하고 있었다. 또한 과민성 증후군 환자 대부분은 장내 균의 생태계가 단조롭다는 연구결과도 나왔다.

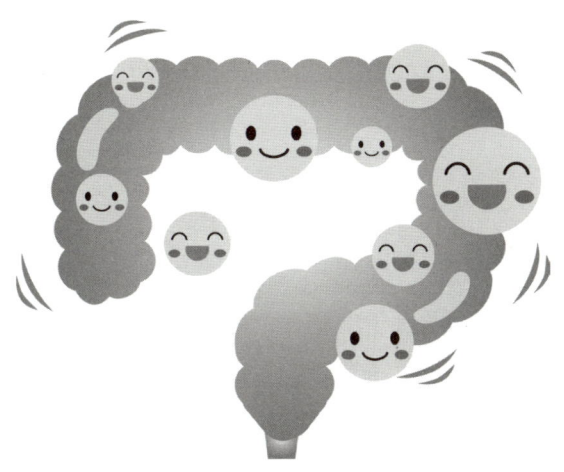

7) 발효식품은 장내 유익균의 활성화에 도움되며 또한 소화, 배설에 도움이 된다

만성 소화불량 환자가 500만 명이 넘는다. 암, 당뇨, 혈압, 뇌 질환, 심장 질환, 대사증후군 환자는 완전해독식을 권장하는 것은 장내 세균을 가장 빨리 유익균으로 바꾸어주는 지름길이기 때문이다.

최소로 완전해독식 10일이나 15일 권장한다. 그리고 나서 2~3개월 소식이나 절식을 권장한다.

3. 해독요법

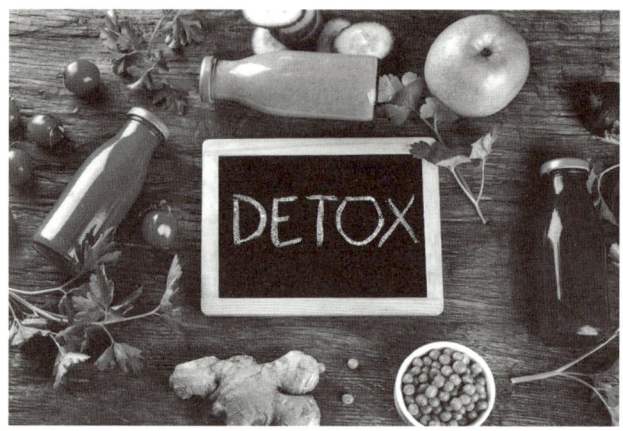

1) 왜 해독을 해야 하는가

인류 역사상 가장 오염된 시대에 살고 있는 현대인들. 마음은 웰빙(well-being)을 추구하고 있지만 정작 우리는 매연, 환경호르몬, 미세먼지 등으로 오염된 환경 속에 살고 있다.

심지어 건강을 위해 챙겨 먹는 음식에도 다량의 화학물질이 함유되어 있다. 실제로 한국인이 1년 동안 섭취하는 식품첨가물만 해도 무려 25kg이나 된다는 보고가 있을 정도이다.

문제는 이렇게 우리 몸속에 흡수된 화학물질의 양이 몸 밖으로 배출되는 양에 비해 압도적으로 많다는 것이다.

배출되지 못하고 몸속에 남아 있는 화학물질은 결국 몸속에서 독소로 변하여 혈액을 통해 몸속 곳곳에 쌓이게 되며, 이렇게 축적된 독소가 인체의 여러 부위에서 질병을 일으키게 되는 것이다.

가만히 숨을 쉬고 있는 지금 이 시간에도 우리 몸속에는 셀 수 없이 많은 독소가 혈액을 타고 몸속 곳곳에 흐르고 있다.

일반적으로 독소가 장에 들어오면 장내 세포가 면역반응을 일으켜 방어 작용을 하게 되는데, 과도한 스트레스, 자극적인 음식 등으로 점막 세포가 손상되면 그 틈으로 독소가 침범하여 염증 반응을 일으킨다.

염증의 부위에 따라 소화장애, 두통, 피로, 비만, 탈모, 당뇨병, 자가면역질환, 신경통, 고혈압 등 각종 만성질환으로 나타나게 되는 것이다.

우리 몸속에 생긴 노폐물은 소변, 대변, 땀, 호흡 등을 통해 몸 밖으로 배출된다. 우리 몸의 해독 기능이 정상적으로 작동하고 있다면 말이다. 여기서 말하는 해독작용은 우리 몸의 정화장치와도 같다.

우리 몸에 축적된 수많은 환경오염 물질들, 수많은 발암물질들, 수많은 중금속 등 각종 독성물질들을 감소시키고 제거하고 중화하고 방출시키기 때문이다. 따라서 우리 몸은 해독작용을 통해서 신체의 불균형을 바로잡고 면역력 약화를 막기도 한다.

이러한 해독 기능에 문제가 생기면 그 후폭풍은 그리 간단치 않다. 체내에서 생성되는 노폐물이 온몸 구석구석에 축적되면서 만병의 근원으로 작용한다.

우리 몸속에서 쉴 새 없이 일어나는 화학반응, 대사작용, 신경전달, 심지어 세포 구조에까지 영향을 미쳐 치명적인 결과를 초래하기 때문이다.

- 예전에는 먹지 못해서 병이 많이 생김 → 보약이 필요한 시대
- 현재는 너무 많이 먹거나 독소를 많이 섭취해서 병이 생김→ 해독이 필요한 시대

2) 단식과 해독의 차이

단식은 물 이외에 다른 어떤 음식도 무조건 먹지 않는 것이다. 그러나 해독은 다르다 물과 단백질, 식이섬유, 각종 무기질은 공급하면서 탄수화물, 지방은 공급하지 않는 것이다.

그렇게 하면 몸에 필요한 필수 영양소들은 공급하지만 체내 지방이 부족해지면서 기초대사 열량이 부족해진다. 그러면 몸이 생존하기 위해 체지방이 분해되고 각종 병든 세포, 노폐물 등을 사용하게 된다.

즉 평소에는 독소로 작용된 것들이 해독을 통해 사용되어 소멸되고 몸은 깨끗한 건강체로 바뀌는 것이다(자가 포식 기능).

3) 명현(호전)반응

오래된 집을 리모델링하면 먼지도 나오고 쓰레기도 배출이 된다. 정화조를 고치면 녹물도 나온다. 이런 것처럼 사람 몸을 리모델링하면서 나타나는 부작용 같은 반응을 '명현반응'이라 한다.

명현현상은 대개 2일~1주일 후 사라지는데, 이 반응은 성인병, 만성 질환자, 식품 첨가물 등 약 중독자, 특이 이상, 과민성 체질이나 유해물질이 체내에 축적되어 있는 사람에게 잘 나타난다.

이러한 반응이 일어나는 경우 부작용이 아닌가 의심하고 중단해 버리는 경우가 있는데, 부작용이 아니라 체내의 독성 노폐물을 분해, 해독시켜 배설하려는 노력의 표현으로 질병 치유의 과정에서 나타난 정상적인 현상이다.

집안이 깨끗해지려면 먼지떨이로 대청소를 하여야 한다. 우리 몸도 건강해지려면 몸속의 유독물질이나 질병의 원인이 되는 물질을 제거해야 한다. 먼지를 내지 않으면 집 안을 청소할 수 없다.

4) 명현반응 증상

머리: 두통, 발열, 현기증

눈: 눈 충혈, 눈이 붓거나 무거워짐

코: 코 막힘, 감기와 비슷한 콧물

귀: 가려움증, 귀뿌리 습진

입: 입술이 부어오르거나 구내염

손, 발, 관절: 손발 저림, 부스럼, 관절 통증

피부: 습진, 발진, 부종, 반점, 가려움증

배: 복통, 구토, 복부가스, 답답함, 속 쓰림, 울렁거림, 메스꺼움

정신: 나태함, 권태감, 졸음

배설기관: 변비, 가스, 설사, 소변 색 변화, 횟수 증가, 몸이 부음

자궁: 일시적 출혈

대부분 명현반응은 1주일 전후로 소멸되지만 사람에 따라서는 더 오래 갈 수도 있다.

그러나 시간이 지나면 더 안정되므로 너무 걱정할 필요가 없다. 증상이 너무 심하면 죽이나 단 음식을 조금 먹으면 즉시 증상이 사라진다. 하지만 그만큼 해독기간은 더 길어지므로 가능한 안 먹는 것이 좋다.

5) 날마다 실천해야 하는 자연해독법!

해독은 최근 들어 식지 않는 트렌드이다. 해독주스, 청혈주스, 클렌즈주스, 디톡스주스 등등 여러 주스들이 잇달아 출시되며 해독 열풍을 이어가고 있다.

이제 현대인들에게 있어 해독은 핵심적인 건강 개념이 돼야 하기 때문이다.

거의 늘 오염된 공기를 마시고, 오염된 물을 마시고, 오염된 식품을 먹기에 지금 우리 몸은 각종 독성물질의 파티장이 되었다 해도 과언이 아니다.

가공식품, 인스턴트식품을 즐겨 먹고, 습관적으로 커피, 콜라를 마시고 여기에 흡연까지 하면서 스스로 초래한 참상이기도 하다.

따라서 지금 우리 모두가 건강 화두로 삼아야 할 것은 어떤 좋은 것을 찾아서 먹는 데 있지 않다.

독성물질의 파티장이 된 우리 몸을 해독부터 해야 한다. 그것을 건강의 제1조건으로 삼아야 한다. 해독은 날마다 해야 하고, 손쉽게 해야 하는 하나의 건강 습관이 돼야 한다.

6) 가장 좋은 해독법은 '자연해독법'

지금 우리는 공기로, 물로, 음식으로 쉴 새 없이 유입되는 독성오염물질과 한판 전쟁을 치르고 있다. 오염된 공기, 오염된 물, 오염된 음식이 우리 생활 전반을 점령하고 있기 때문이다.

지금 우리는 공해가 없는 곳에 살면서 오염되지 않은 공기를 마실 수 없는 처지다. 또 깨끗한 음식물과 물을 마시는 것도 쉽지 않다.

그래서 중요한 것이 날마다 해독요법을 실시하는 것이다. 해독요법은 절대적으로 필요하며 정상적인 면역체계를 유지하기 위해서도 필수적이다.

우리 몸속에 축적된 노폐물을 몸 밖으로 배출시키는 방법으로 다양한 해독방법이 있지만 가장 자연스럽고 단순한 방법인 자연해독이 가장 좋다.

위급한 경우에는 단기간 인위적인 해독 방법을 사용할 수 있지만 우리 인체가 이미 가지고 있는 자체 해독 능력을 원래대로 회복시켜 주는 것이 가장 좋기 때문이다.

7) 일상생활 속에서 적극적으로 실천할 수 있는 4가지 – 소변, 대변, 땀으로 해독하기

(1) 하루 2L 이상 물 마시기 – 소변 해독요법

소변은 옅은 노란색이 하루 종일 유지되도록 물을 적절히 마셔야 한다.

물은 가장 효과적인 자연해독제이다. 소변 색깔이 진한 노란색이면 물이 부족하다는 증거이므로 옅은 색깔이 되도록 자주 보충해야 한다. 하루 2L는 꼭 마시도록 해야 한다.

그렇다고 너무 많이 마시는 것도 바람직하지 않다. 하루에 화장실을 6~8회 이상 가게 되면 물을 너무 많이 마시는 편이다.

(2) 식이섬유를 많이 먹기 – 대변 해독요법

대변을 통해 노폐물이 몸 밖으로 원활히 배출되도록 해야 한다. 식이섬유는 몸속에 쌓인 노폐물을 흡착하여 대변을 통해 체외로 배출시킨다.

대변은 변비 없이 하루에 1번 규칙적으로 하되, 3~5분 이내에 화장실에서 해결할 수 있어야 한다. 그러기 위해서는 식이섬유가 풍부한 먹거리를 먹어야 한다.

일반적으로 채소, 과일, 통곡류, 버섯, 해초류에는 식이섬유가 풍부하므로 한 끼에 1접시 이상을 먹도록 한다.

(3) 약간의 땀이 날 정도로 걷자 - 땀 해독요법

땀이 촉촉이 난다는 것은 피부 속 진피층의 노폐물이 땀을 통해 체외로 배출된다는 뜻이다.

또한 걸을 때 마음 편하게 하고 생각을 하지 말아야 한다. 생각을 하면서 걸으면 혈액이 뇌와 근육, 피부로 나눠 공급되기에 운동 후 더 피곤해진다. 운동할 때는 맘 편히 생각 없이 기분 좋게 하는 것이 최고의 보약이다.

(4) 천천히 많이 씹는 습관을 들이자

탄수화물 음식(밥, 빵, 면)을 충분히 씹지 않고 그대로 삼키게 되면 침 속에 포함된 탄수화물 분해효소가 부족해 탄수화물이 분해되지 않은 채 소장으로 들어가 발효를 일으킨다. 실제로는 부패가 되는 셈이다.

부패하면서 독성 대사물질들이 생기게 된다. 방귀나 대변에서 냄새가 난다면 소장에서 탄수화물이 부패하고 있다는 증거이다.

장이 부패되면 장내 유해균이 증가하고 그러면 장 누수 현상이 생길 뿐 아니라 면역 기능도 저하되며 인체 필수 영양분의 흡수가 잘 되지 않아 각종 성인병 및 면역질환, 비만 등의 원인이 된다.

8) 해독 프로그램

(1) 완전해독 - 하루 3회 생식

해독생식과 함께 샐러드, 연두부, 계란요리, 미소국, 계란탕, 미역면자, 곤약면자, 황탯국, 미역국, 토마토, 약간의 사과, 바나나 1개, 우유, 두유 병행 가능

(2) 부분해독 - 하루 2회 해독생식 + 1회 가벼운 식사

해독생식과 함께 샐러드, 연두부, 계란요리, 미소국, 계란탕, 미역면자, 곤약면자, 황탯국, 미역국, 토마토, 약간의 사과, 바나나 1개, 우유, 두유 병행 가능

(3) 절식해독 - 하루 1회 해독생식 + 2회 가벼운 식사

해독생식과 함께 샐러드, 연두부, 계란요리, 미소국, 계란탕, 미역면자, 곤약면자, 황태국, 미역국, 토마토, 약간의 사과, 바나나 1개, 우유, 두유 병행 가능

가벼운 식사: 면 음식, 인스턴트음식, 흰밥은 가능한 피하고 잡곡밥 위주로 1공기 이내로 식사하되 섬유질이 많은 채소, 야채, 나물, 콩 종류, 살코기, 생선, 해조류, 국과 찌개는 짜거나 맵지 않은 것 위주로 식사

〈해독 기간〉

1. 완전해독: 준비기(3일간 부분해독) → 해독기(5~10일 완전해독) → 회복기 (3일간 부분해독)
2. 부분해독: 준비기(3일간 절식해독) → 해독기(약 30일 부분해독) → 회복기 (3일간 절식해독)
3. 절식해독: 최소 3개월 이상 지속적인 절식해독

사실 바쁜 현대인들에게 5일 이상 완전해독 기간을 갖기는 쉽지는 않다.

가능한 5일 이상 완전해독 기간을 갖는 것이 좋으나 여건이 너무 힘들고 용기가 안 난다면 1주일에 하루만 해 본다. 1주일에 하루 해 보고 용기가 나면 그다음에는 3일을 해 본다.

그 후 5일/7일/10일…, 즉 단계적으로 기간을 늘리는 것도 하나의 방법이다. 1년에 2회 이상 완전해독 기간을 가지고 그 후 평소에는 부분해독이나 절식해독을 하는 것이다.

그러면 분명히 고혈당, 고혈압, 고지혈증, 비만, 피부, 위·대장질환 등등이 좋아질 수밖에 없다.

9) 해독 케이스

〈해독 케이스 1〉

이○○ 남 63세 - 완전해독기 총 13일
(체중 85, 신장 176, 공복혈당 150, 콜레스테롤 270, 중성지방 235)
약간의 고혈당은 있었으나 아직 당뇨 양약을 복용하고 있지는 않음.

- 준비기 3일: 처음 3일간 탄수화물은 하루 1회 소식, 2회 해독식
- 해독기 7일: 하루 3회 해독식(생식+식이섬유) 시작

처음 3일간은 약간 허기짐이 있었으나 4일 이후부터는 무기력증, 어지럼, 약간의 설사 등이 있었음. 간간이 포도당을 섭취하면서 7일 해독 기간 종료함.

- 회복기 3일: 탄수화물은 하루 1회 소식, 2회 해독식

- 총 13일간의 해독기간을 보낸 후 검사결과

체중 82kg로 감량, 신장 176, 공복혈당 120, 콜레스테롤 220, 중성지방 172

〈해독 케이스 2〉

최○○ 여 56세 - 완전해독기 총 13일
(체중 62, 신장 161, 공복혈당 135, 콜레스테롤 256, 중성지방 208)
약간의 고혈당과 고지혈증 혈당 강하제 및 고지혈증 양약 복용 중.

- 준비기 3일: 처음 3일간 탄수화물은 하루 1회 소식, 2회 해독식
- 해독기 7일: 하루 3회 해독식(생식+식이섬유) 시작

처음 2일간은 약간 허기짐이 있었으나 3일 이후부터는 무기력증, 어지럼, 약간의 설사 등이 있었음. 혈당 강하제 및 고지혈 양약 중단함. 7일 해독 기간 종료함.

- 회복기 3일: 탄수화물은 하루 1회 소식, 2회 해독식

- 총 13일간의 해독 기간을 보낸 후 검사결과
체중 58kg로 감량, 신장 161, 공복혈당 118, 콜레스테롤 231, 중성지방 186
혈당 강하제 및 고지혈 양약은 계속 중단함.

〈해독 케이스 3〉

곽○○ 남 38세 - 부분해독기 30일
(체중 92, 신장 175, 공복혈당 125, 콜레스테롤 286, 중성지방 234)
직장생활 관계로 부분해독을 하기로 함.

- 해독기 30일: 아침·점심 해독식(생식+식이섬유), 저녁 일반식

해독 기간 특별한 명현반응은 없었으며 몸이 가벼워지고 속이 편해짐. 복부 가스가 첨에 좀 더 나왔으나 며칠 이후 많이 줄어듦.

- 해독기 30일 이후: 아침 해독식, 점심·저녁 일반식인 절식해독으로 지속함

- 30일간 부분해독 이후 검사결과

체중 89, 신장 175, 공복 혈당 108, 콜레스테롤 228, 중성지방 153

〈해독 케이스 4〉

김○○ 여 45세 – 부분해독기 30일

(체중 58, 신장 163, 공복혈당 113, 콜레스테롤 269, 중성지방 221) 직장생활 관계로 부분해독을 하기로 함.

- 해독기 30일: 아침·점심 해독식(생식 +식이섬유), 저녁 일반식

해독 기간 중 특별한 명현반응은 없었으며 몸이 가벼워지고 속이 편해짐. 피부가 고와지고 비염 증상이 줄어듦.

- 해독기 30일 이후에는 아침 해독식, 점심·저녁 일반식인 절식해독으로 지속함

- 30일간 부분해독 이후 검사결과

체중 55, 신장 163, 공복 혈당 105, 콜레스테롤 215, 중성지방 166

⟨해독 케이스 5⟩

박○○ 여 75세 – 절식해독 60일
(체중 62, 신장 158, 공복혈당 162, 콜레스테롤 245, 중성지방 231)
혈당 강하제 및 고지혈증 양약을 복용 중이며 식사를 조금이라도 못하면 어지럼과 무기력이 심한 편이어서 절식해독으로 시작함.

- 절식기 60일: 아침 해독식(생식 +식이섬유) 점심. 저녁 일반식
해독 기간 중 특별한 명현반응은 없었으며 몸이 가벼워지고 속이 편해짐. 머리가 맑아지고 혈당수치가 점점 좋아짐. 만성 관절염으로 허리, 무릎 통증이 줄어듦.
- 절식기 이후: 상황에 따라 간헐적 절식을 시행함

- 이후 검사결과
체중 60, 신장 158, 공복혈당 126, 콜레스테롤 220, 중성지방 202

⟨해독 케이스 6⟩

고○○ 남 78세 – 절식해독 60일
(체중 86, 신장 173, 공복혈당 159, 콜레스테롤 264, 중성지방 242)
혈당 강하제 및 고지혈증 양약을 복용 중이며 육류를 좋아하시고 고령으로 식사를 조금이라도 못하면 어지럼과 무기력이 심한 편이어서 절식해독으로 시작함.

- 절식기 60일: 아침 해독식(생식 +식이섬유) 점심. 저녁 일반식

해독 기간 중 약간의 무력증은 있으나 참을 만한 정도. 피부가 약간 가려웠으나 며칠 후 정상으로 돌아옴. 몸이 가벼워지고 속이 편해짐. 혈당수치가 점점 좋아짐. 무릎 통증이 줄어듦.

- 절식기 이후: 상황에 따라 간헐적 절식을 시행

- 이후 검사결과

체중 84, 신장 173, 공복혈당 133, 콜레스테롤 235, 중성지방 217

4. 건강식품/장수식품

〈천기누설〉이 100회를 맞이하면서 그동안 방송에 소개되었던 150여 개의 다양한 건강식품들의 효능과 활용법을 되짚어 보고자 한다.

100회 방송에서는 필자를 포함해서 의사, 한의사, 식품영양학 박사 등 100명의 전문가들이 국민 건강에 도움이 될 수 있는 '최고의 건강식품 10가지'를 선정해, 일명 '천기누설표 건강식품'을 소개하는 시간을 마련했다.

1) 천기누설 10대 건강식품

1. 전통발효식품(된장, 고추장, 청국장 등)
2. 양파
3. 현미
4. 토마토
5. 베리류(블루베리, 아사이베리. 아로니아 등)
6. 마늘
7. 녹차
8. 견과류
9. 물
10. 소식

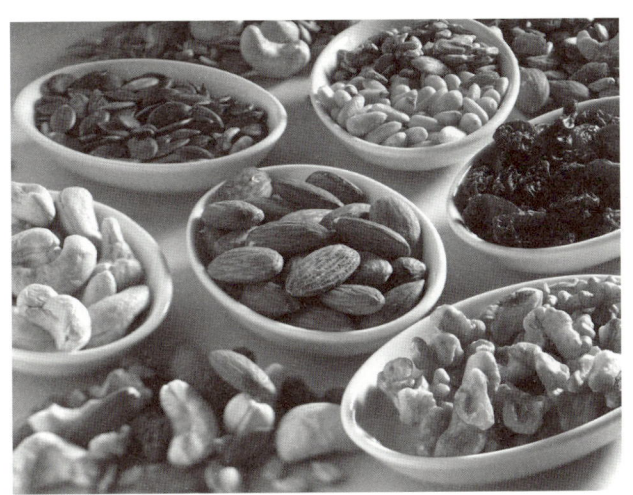

2) '타임스'지가 꼽은 세계 10대 장수식품

1. 마늘
2. 토마토
3. 시금치
4. 견과류
5. 적포도주
6. 녹차
7. 연어(고등어)
8. 블루베리
9. 브로콜리(양배추)
10. 귀리(보리)

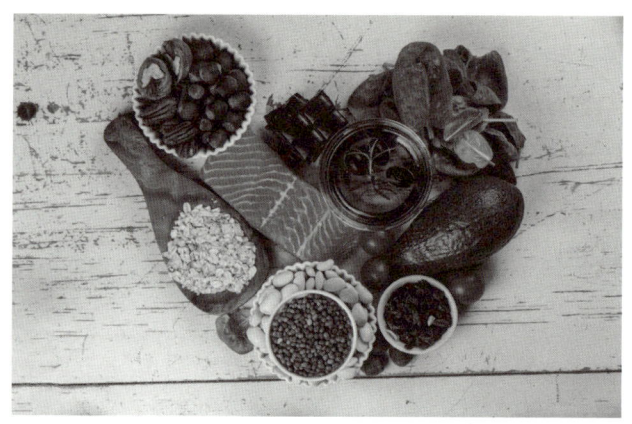

3) 건강식품+장수식품

1. 전통발효식품(된장, 고추장, 청국장 등): 항암, 면역, 성인병, 해독
2. 양파: 당뇨, 고혈압, 감기, 골다공증
3. 현미: 항암, 결석 예방
4. 토마토: 고혈압, 변비, 항암, 다이어트
5. 베리류(블루베리, 아사이베리, 아로니아 등): 독소 제거, LDL 저하, 항산화
6. 마늘: 강력한 살균, 항균, 체력보강
7. 녹차: 독소 제거, 감기 예방, 다이어트
8. 견과류: 변비, 성인병 예방
9. 물: 하루 2L 내외
10. 소식: 간헐적 단식 필요
11. 시금치: 변비, 암, 치매 예방, 천연비타민 풍부
12. 적포도주: 심장병, 동맥경화, 면역력
13. 연어(고등어): 고단백 저칼로리, LDL 저하
14. 브로콜리(양배추): 고혈압, 당뇨, 면역력
15. 귀리(보리): 독소 제거, 다이어트, LDL 저하

4) 세계보건기구가 발표한 세계 10대 불량식품

1. 햄, 소시지 등 가공 고기: 발암물질인 아질산염과 방부제가 들어 있으며 간에 부담을 줌
2. 기름에 튀긴 식품: 심혈관 질병을 일으키며 비타민을 파괴하고 단백질을 변질시킴
3. 설탕에 절인 과일 식품: 당도가 매우 높고 방부제와 향료가 많이 들어 있음
4. 과자류: 식품 향료와 색소가 함유되어 있어 간에 부담을 주며 열량만 높고 영양은 부족하여 영양 불균형을 초래할 수 있음
5. 소금에 절인 식품: 많이 섭취하면 신장에 부담을 주며 점막이 쉽게 헐거나 염증이 생기고 암 발생의 위험률을 높임
6. 통조림류: 열량은 매우 높지만 기타 영양 성분이 낮으며 비타민이 파괴
7. 인스턴트식품: 염분이 매우 높고 식품 첨가물이 간에 부담을 주며 영양성분이 부족
8. 냉동 간식류 식품: 쉽게 비만해질 수 있으며 식전에 먹을 경우 식사에 영향을 줌
9. 숯불구이류 식품: 유해 성분이 음식에 스며들어 유해하며 간과 신장에 부담, 숯불에 구운 닭 다리 1개에 들어 있는 독성은 담배 60개비의 독성과 같음
10. 사이다, 콜라 등 탄산음료: 당도가 매우 높으며 인산과 탄산이 몸속의 철분과 칼슘을 배출시킴

5. 생활습관병

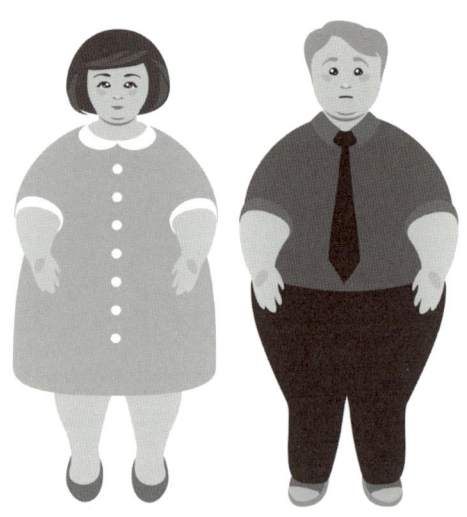

1) 정의

말 그대로 질병의 발생과 진행에 식습관, 운동 습관, 휴양, 흡연, 음주 등의 생활 습관이 미치는 영향을 받는 질환군을 말한다.

고혈압, 당뇨병, 비만, 고지혈증, 동맥경화증, 협심증, 심근경색증, 뇌졸중, 만성폐쇄성폐질환, 알코올성 간 질환, 퇴행성 관절염, 악성 종양 등이 이에 해당한다.

지방 섭취, 비만, 흡연은 고혈압, 협심증, 심근경색증, 뇌졸중과 같은 심혈관질환의 위험을 증가시킨다. 흡연은 만성폐쇄성폐질환의 위험을 증가시킨다. 지방의 섭취가 많으면 유방암, 대장암, 전립선암, 자궁내막암 등의 위험이 증가하고 신체활동이 적으면 대장암과 유방암의 위험이 증가한다.

또한 술은 간암, 후두암, 식도암, 구강암, 유방암의 위험을 증가시키고 흡연은 폐암, 후두암, 식도암, 구강암, 위암, 췌장암, 신장암, 방광암의 위험을 증가시킨다.

생활습관병을 예방하거나 치료하려면 식습관을 개선하고 술을 줄여야 한다.

고혈압, 협심증, 심근경색증, 뇌졸중과 같은 심혈관질환의 위험을 줄이기 위해서는 싱겁게 먹을 것을, 구체적으로는 염분을 하루 6g 이하로 섭취하도록 권장하고 있다.

다음으로 과일, 채소, 저지방 식품을 먹을 것이 권장되며, 지방 중에서는 특히 포화지방 섭취를 줄여야 한다.

술은 적당히 마실 것을 권하고 있는데 남자는 하루 2잔 이하, 여자는 하루 1잔 이하로 마실 것을 권하고 있다. 악성 종양의 위험을 줄이기 위해서는 지방의 섭취를 줄이고 금주해야 한다.

2) 예방 방법 – 식이요법

생활습관 교정을 한다. 개개인에 따라 다르지만, 체중을 줄이기 위해 칼로리 제한이 필요하고 지방을 적게 먹는 것이 좋다. 저지방 우유 등이 대안이 될 수 있다.

영국 뉴캐슬 대학교에서 발표한 연구 논문에 따르면 체중을 5~7% 줄이게 되면 일부는 제2형 당뇨병의 발병을 늦추거나 예방할 수 있다. 100% 예방하는 것은 아니지만 가장 믿을 만하고 부작용이 없는 방법이므로 적극 권장된다.

당뇨는 초기 4년 이내일 경우 하루에 600kcal의 저칼로리 식단을 8주간 먹는 것으로 완치가 가능하다고 BBC는 보도했다.

췌장에서 생산된 인슐린 결핍증으로 나타나는 성인병인 제2형 당뇨병은 세계적으로 약 1억 5,000만 명이 겪고 있는 질환이다.

이번 실험에 참여한 11명의 초기 당뇨 환자들은 내장지방이 8%에서 6% 내려갔으며 또 아침 혈당 역시 평균 수치로 내려갔고, 또 그중 7명은 치료 3개월 후에도 당뇨 증세가 돌아오지 않았다고 발표했다.

6. 고혈압(hypertension)

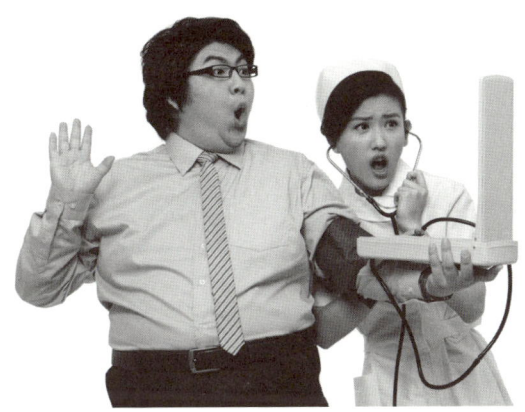

1) 정의

혈압이란 혈액이 혈관 벽에 가하는 힘을 말한다. 혈압을 읽을 때에는 수축기 혈압(최고 혈압)과 확장기 혈압(최저 혈압)으로 나누어서 읽는다.

수축기 혈압은 심장이 수축하면서 혈액을 내보낼 때 혈관에 가해지는 압력이고, 확장기 혈압은 심장이 확장(이완)하면서 혈액을 받아들일 때 혈관이 받는 압력이다.

고혈압은 18세 이상의 성인에서 수축기 혈압이 140mmHg 이상이거나 확장기 혈압이 90mmHg 이상인 경우를 말한다.

고혈압은 크게 2가지로 분류할 수 있는데, 원인 질환이 밝혀져 있고 이에 의해 고혈압이 발생하는 경우를 이차성 고혈압이라고 하며, 원인 질환이 발견되지 않는 경우를 본태성(일차성) 고혈압이라고 한다.

전체 고혈압 환자의 약 95%는 본태성 고혈압이다. 본태성 고혈압이 생기는 근본적인 이유는 명확하지 않지만, 심박출량(cardiac output; 심장에서 1분 동안 박출하는 혈액의 양)의 증가나 말초 혈관 저항의 증가에 의한 것으로 생각된다.

2) 고혈압의 근본 원인

고혈압과 관련된 위험 인자에는 고혈압의 가족력, 음주, 흡연, 고령, 운동 부족, 비만, 짜게 먹는 식습관, 스트레스 등의 환경적, 심리적 요인이 있다.

그러나 고혈압의 대부분의 원인은 혈액이 탁해져 혈액순환이 안 되기 때문이다. 그러면 혈액이 말초혈관까지 전달이 잘 안 되기에 심장박동을 강하게 하여 혈압을 상승시켜 혈액을 공급하고자 하는 인체의 항상성일 뿐이다.

예를 들어 물이 흐르는 호수 줄기 벽에 이물질이 많이 끼어 있으면 물이 흐를 때 호수 벽에 압력이 높아진다. 이렇듯 혈관에 노폐물이 많이 끼어 있으면 혈관의 압력, 즉 혈압이 높아진다. 이때 혈액을 맑게 해 주고 노폐물을 줄여야 혈압이 좋아진다.

3) 고혈압 양약

혈압이 높다고 무조건 이뇨제를 복용하면 오히려 혈액 중 수분이 부족해져 혈액이 더 끈적해져서 말초혈관 장애가 발생한다. 실제로 고혈압이뇨제를 복용하면 뇌출혈은 줄어드나 오히려 혈관이 막혀 뇌경색, 심혈관 질환 등의 발병률은 더 올라간다.

또한 베타, 칼슘 차단제는 심장의 힘을 약하게 하고 혈관을 이완시켜 혈압수치를 낮추게 한다. 하지만 몸을 지치게 하며 심장과 먼 손, 발에 부종이 생길 수 있고 말초혈관 장애가 발생할 수 있다.

이렇듯 고혈압약이란 것이 혈압수치만 떨어뜨릴 뿐이지 몸을 개선하고 치료하는 것이 아니며 오히려 다른 부작용이 생길 수 있다. 고혈압약만을 믿지 말고 식생활과 운동을 통해 나 스스로 치유하는 것이 제일 현명한 방법이다.

7. 고지혈증(hyperlipidemia)

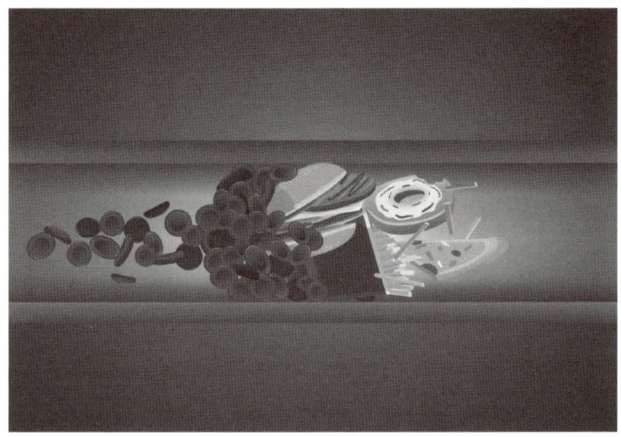

한의학에서는 '십병구담'이란 용어가 있다. 즉 10가지 병 중 9가지는 담음이 원인이란 것이다.

바로 이 담음이 현대의학에서는 고지혈증을 뜻하는 것이다. 그만큼 피가 탁하다는 것이 얼마나 질병에 중요한지 예전부터 선현들은 이미 알고 있었다.

혈액 중에 콜레스테롤이 높거나(고콜레스테롤혈증), 중성지방이 높은 경우(고중성지방혈증)를 고지혈증이라고 말한다. 고지혈증은 그 자체가 바로 증상을 일으키는 것은 아니다.

그러나 혈액 내에 지방 성분이 많아지면 혈관 벽에 지방이 침착되어 동맥경화를 일으키게 되는데, 이는 관상동맥 심장질환이나 뇌혈관질환, 말초혈관폐쇄를 일으킬 수 있기 때문에 중요시한다. 또한 고지혈증은 그 외에도 췌장염의 원인이 되기도 한다.

혈액 중 지질은 인종, 성별, 연령에 따라 영향을 받기 때문에 대략 총콜레스테롤 수치가 200mg 이상이거나 중성지방치가 150mg 이상인 경우를 고지혈증이라고 말한다.

1) 진단

1. 혈액 내의 콜레스테롤(200), 중성지방(150), HDL-콜레스테롤, LDL-콜레스테롤 수치를 측정한다.
2. 중성지방 수치가 보통 400mg/dL 이하인 경우, LDL-콜레스테롤 수치는 다음의 계산식으로 값을 얻을 수 있다.
〈LDL콜레스테롤 = 총콜레스테롤 수치 - 중성지방 수치/5 - HDL-콜레스테롤 수치〉
3. 중성지방 수치가 400mg/dL를 넘는 경우에는 직접 LDL-콜레스테롤을 측정해야 한다.

(1) 고지혈증 식이요법의 기본 원칙

- 표준 체중을 유지하고 균형 잡힌 식사를 한다.
- 지방(특히 포화지방산) 섭취를 제한한다.
- 콜레스테롤 섭취를 제한한다.
- 중성지방 섭취를 제한한다.
- 섬유소가 풍부한 식사를 한다.
- 과다한 염분 섭취를 주의한다.

(2) 충분한 섬유소의 섭취

충분한 섬유소의 섭취는 장에서의 콜레스테롤 흡수를 줄여 준다. 또한 섬유소가 주는 포만감은 식사량 조절에도 큰 도움이 된다. 따라서 하루 20~50g의 섬유소 섭취를 권장한다.

① 섬유소가 많이 함유된 식품
- 채소류, 해조류(김, 미역 등), 과일류, 잡곡류, 콩류 등

② 섬유소 섭취를 권장량 정도로 늘리려면
- 흰밥보다는 잡곡밥
- 채소즙보다는 생채소나 나물로 식사 때마다 최소 1접시(150g) 이상
- 과일주스나 통조림보다는 생과일로 하루 1~2번(100~200g 정도)

(3) 피하는 것이 좋은 음식들

① 포화지방산이 많이 함유된 식품
- 쇠고기(쇠갈비, 쇠꼬리 등), 돼지기름(돼지갈비, 삼겹살 등)
- 우유 등 유제품(버터, 치즈 등)
- 코코넛유, 팜유(라면, 과자, 팝콘, 커피 프림)

② 콜레스테롤이 많이 함유된 식품
계란 노른자, 생선 알(명란젓), 생선내장(창난젓), 내장(간, 곱창, 순대 등), 쇠기름(쇠꼬리, 쇠갈비), 장어, 미꾸라지, 오징어, 문어, 새우, 버터, 베이컨, 소시지, 햄 등

③ 단당류(중성지방은 당질의 과다 섭취에 의해서도 증가되기 때문)
사탕, 꿀, 엿, 잼, 과자, 케이크류, 초콜릿, 아이스크림, 시판되는 주스류, 청량음료, 젤리 등

2) 중성지방과 콜레스테롤

제2형 당뇨가 췌장에서 인슐린이 정상적으로 생성이 되어도 인슐린 분비가 안 되는 이유는 중성지방, 콜레스테롤 등 노폐물이 인슐린을 분비되는 미세한 분비관을 막기 때문이다. 즉 물병 입구가 막히면 병 안에 들어 있는 물이 잘 나올 수 없는 거랑 비슷하다.

따라서 중성지방이나 콜레스테롤을 줄이는 것이 곧 제2형 당뇨를 치료하는 것이며 합병증을 예방하는 것이기에 매우 중요하다고 볼 수 있다.

(1) 중성지방이란 물에 녹지 않는 지방으로 뇌를 제외한 신체의 에너 지원으로 쓰인다

주로 고기, 생선, 동물성·식물성 기름 등에 들어 있다. 밥과 빵 등 곡식류, 식용유, 튀김 등에도 많다.

불필요한 중성지방은 주로 뱃살에 저장돼 복부비만은 곧 중성지방 과다로 볼 수 있다.

중성지방이 높으면 죽상동맥경화증에 걸리기 쉽다. 이 병에 걸리면 혈관 벽에 콜레스테롤이 끼어 혈관이 좁아지고, 혈액 흐름이 원활치 못해 협심증, 심근경색, 하지혈관질환, 뇌졸중 등 심각한 성인병을 야기한다.

우리나라 성인의 경우 미국에서 위험군으로 분류되는 150mg/dL 이상이 1/3가량으로 조사돼 관리가 시급한 것으로 나타났다.

복부비만은 곧 중성지방 정도를 측정하는 지표로 삼을 수 있다. 뱃살이 많다는 것은 중성지방의 과다 축적을 의미한다.

한국인의 평균치는 약 120mg/dL이고 성인 인구의 1/3가량의 중성지방 수치가 150mg/dL 이상이라고 한다. 아무리 저밀도콜레스테롤의 수치가 낮아도 중성지방의 수치가 높으면 관상동맥질환이나 고지혈증 등이 생길 수 있는 위험성은 높다

먼저 중성지방 때문에 살이 찌는 게 아니고, 살이 찌는 과정에 중성지방이 생성되는 것이다. 그리고 중성지방이 많은 사람의 경우 대부분 복부비만을 동반하곤 한다.

중성지방 자체가 나쁜 건 아니다. 단지, 지나치게 중성지방 수치가 높아지면 혈관에 침전이 생겨서 혈관이 막히는 동맥경화나 고지혈증이 생길 수 있다.

중성 지방은 피하지방의 주성분으로 설탕이나 알코올에서 잘 생긴다. 백설탕이 많이 첨가된 음식이나 음료를 지나치게 많이 섭취하게 되면 살이 찌게 되는 이유는 중성지방이 피하 지방이 되어 축적되기 때문이다.

콜레스테롤과 마찬가지로 중성지방도 음식에서 섭취되는 것과 간장에서 만들어지는 것이 있다. 음식 중의 중성지방은 장에서 흡수되어 단백질과 함께 혈액 중으로 나온다.

식사에 의하여 혈액 중에 나온 중성지방은 분해되어 버리므로 혈액 중에는 오래 존재하지 않는다. 체내에서 합성되는 중성지방은 설탕이나 술을 재료로 한다.

특히 문제가 되는 것은 설탕이다. 설탕은 체내에 들어가면 포도당이 되고, 그것이 간장에서 중성지방으로 합성된다.

뚱뚱한 사람이나 당뇨병, 알코올 중독인 사람은 일반적으로 두드러지게 중성지방이 증가한다. 이러한 중성지방도 역시 혈액을 탁하게 만든다.

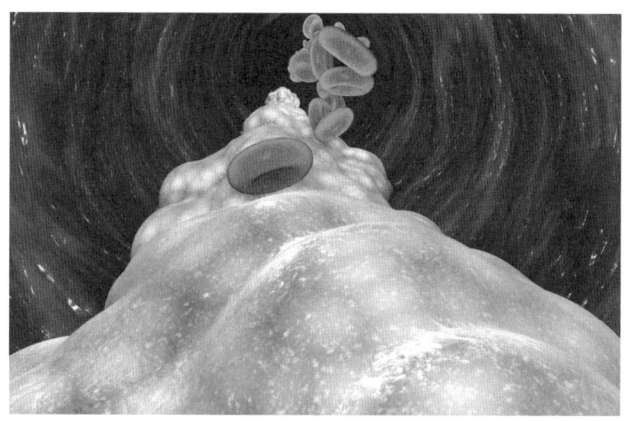

(2) 중성지방의 혈중 농도는 식후 30분 전후부터 올라가서 4~6시간 후에 최고치를 나타낸다

식사의 영향으로 일시적인 현상으로 400~500mg/dL까지 올라가기도 하는데, 이처럼 중성지방은 측정하는 시간에 따라 달라지므로 검사를 위해서는 최소 12시간 이상 절식한 아침 공복 시에 실시해야 한다. 또 몇 차례 측정하여야 정확한 진단을 내릴 수 있다.

수치가 높은 원인의 대개는 비만, 과식, 운동 부족, 음주 등에 의한 것,

평소에 술을 자주 즐기는 경우에도 높은 수치를 나타내는데 이 경우는 술을 끊으면 2~4주 만에 개선이 된다.

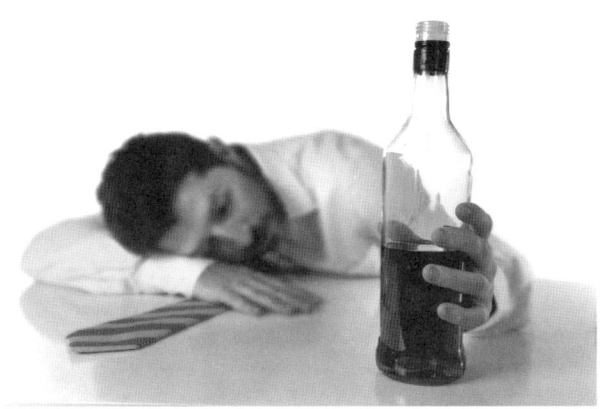

(3) 콜레스테롤과 달리 중성지방은 조금만 음식 조절을 하면 금방 정상 수준으로 감소한다

중성지방을 낮추려면 어떻게 해야 할까?

우선 흔히 살이 찌지 않고 몸에 좋다고 생각하는 과일, 음료수, 고구마 등 탄수화물 음식을 마음껏 먹지 않아야 한다. 아이들은 칼로리가 높은 과자, 빵, 음료수를 조심해야 한다.

둘째, 주 4~5회 규칙적으로 걷기 등의 운동을 한다.

셋째, 음주는 하루 2~3잔 정도로 절제한다.

요즘은 특히 견과류와 등 푸른 생선에 많은 오메가-3 지방산이 중성지방을 낮춘다고 알려져서 견과류를 많이 먹는 사람들을 종종 본다. 견과류는 대부분 지방이라 칼로리가 높다.

따라서 정상적인 식사를 하고, 견과류를 한주먹 정도 먹으면 오히려 콜레스테롤도 중성지방도 모두 상승한다. 견과류는 하루에 땅콩 10~15개 정도로 조절해서 먹는 게 좋다. 아무리 몸에 좋다고 하는 음식도 과하면 해가 되기 때문이다.

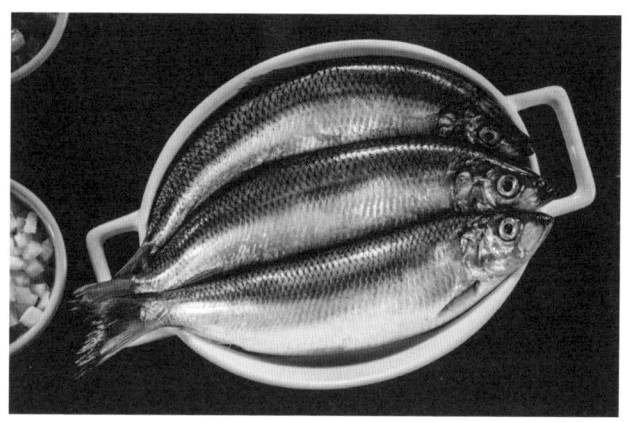

(4) 중성 지방을 낮추는 방법

① 체중 관리
정상 체중을 유지하며, 비만인 경우 체중 감량이 필요하다.

비만은 고혈압, 고인슐린혈증, 고요산혈증 등을 초래하여 관상동맥질환이 유발될 가능성을 증가시킨다. 따라서 비만인 경우 체중을 줄이면 위험도를 상대적으로 감소시킬 수 있다.

규칙적인 운동 특히 유산소 운동은 체중 감량에 도움이 될 뿐 아니라 혈중 총콜레스테롤을 낮추고 심혈관질환의 합병증을 예방하는 데 도움이 된다(20~30분 정도의 운동을 주 3회 이상 실시).

② 음식 관리
중성 지방은 피하지방의 주성분으로 설탕이나 알코올에서 잘 생긴다.

백설탕이 많이 첨가된 음식이나 음료를 지나치게 많이 섭취하게 되면 살이 찌게 되는 이유는 중성지방이 피하지방이 되어 축적되기 때문이다.

콜레스테롤과 마찬가지로 중성지방도 음식에서 섭취되는 것과 간장에서 만들어지는 것이 있다.

- 칼로리 섭취를 낮춘다 → 지나친 칼로리 섭취는 체내 중성지방을 높인다.

- 생선 섭취를 늘린다 → 생선에는 오메가-3라 하여 몸에 좋은 콜레스테롤(HDL)이 풍부하기에 혈관 내벽에 흡착되어 있는 몸에 나쁜 콜레스테롤(LDL) 및 중성지방을 제거하는 효과가 있다.

- 설탕 소비를 줄인다 → 설탕은 인슐린 생산을 급격히 올리게 되고 이는 중성지방을 올리게 된다.

- 알코올 소비를 줄인다 → 알코올에는 칼로리가 높기에 중성지방을 높이게 된다.

- 콜레스테롤을 조절한다 → 정상인은 하루 섭취량을 300mg, 심장질환이 있는 경우 200mg 이상으로 섭취하지 않도록 노력한다. 유제품, 육류의 내장, 계란의 노른자위를 피한다. 하루 30분 정도 운동을 통해 몸에 좋은 콜레스테롤은 높이고 몸에 나쁜 콜레스테롤과 중성지방을 낮출 수 있다.

- 단순당의 섭취를 줄인다 → 단순 당은 중성지방의 주요 급원이다. 사탕, 꿀, 쨈, 초콜릿 등의 단순당류의 섭취를 줄인다.

- 복합당질과 섬유소를 충분히 섭취한다 → 섬유소가 풍부한 채소와 과일을 충분히 섭취하며, 도정이 덜 된 곡류, 콩 제품도 도움이 된다.

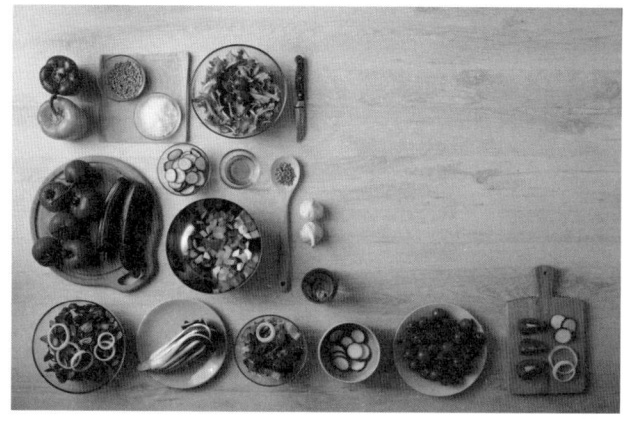

3) 콜레스테롤 수치와 중성지방 수치는 같은 개념이 아니다

이유는 콜레스테롤과 중성지방 자체가 다른 것이기 때문이다.

중성지방은 간단하게 우리들이 모두 알고 있는 지방으로 생각하면 된다. 하지만, 이 지방이 체내에서 지방세포로서만 존재하는 것이 아니라 혈관 안에, 혈액 속에도 존재한다.

중성지방(= 지방세포 + 혈액 속 지방)이 장기를 감싸고 분포하게 되면 내장지방이 되는 것이고, 혈액 속에 존재하면 혈중 중성지방으로 불리는 것이다.

하지만 이 중성지방이 우리의 신체가 움직일 때, 즉 활동할 때 에너지원으로 활용하는 지방이다. 그 말인즉슨 생명활동을 하기 위해서 필요하지만, 사용량 외에 더 많은 양의 지방이 섭취되거나 체내에 존재할 때 '살'이 된다는 것이다.

혈관 내에 축적이 된 중성지방은 각종 심혈관질환의 원인이 되고, 지방세포 내에 저장된 중성지방은 몸 구석구석으로 퍼져서 '군살'이 된다.

미관상 살이 쪄서 문제가 되는 것보다 내장과 혈액 속 구석구석 돌고 있다고 상상하면……. 중성지방 수치 평균대 정상 수치(150mg/dL)로 낮추어야 한다.

4) 콜레스테롤

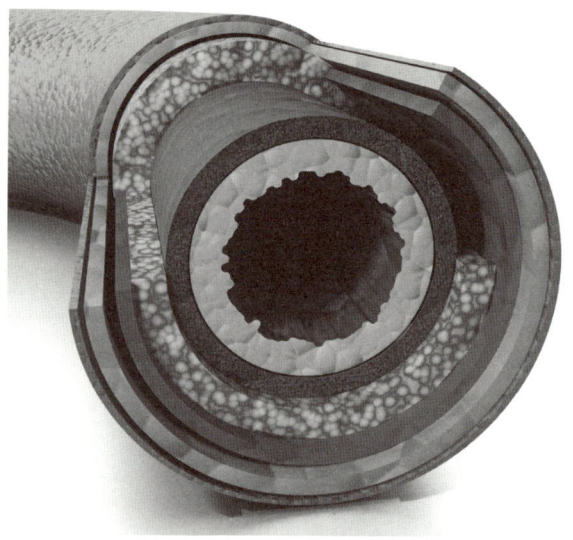

 콜레스테롤은 사실 우리 몸에 없어서는 안 되는 필수적인 물질이다. 세포막의 구성 성분이며 담즙산, 호르몬, 비타민 D를 합성하는 데 쓰이는 지방의 일종이다.

 콜레스테롤은 식사에서뿐만 아니라 간에서도 만들어지며 우리 몸은 일정한 콜레스테롤 수준이 유지되도록 조절된다.

 그러나 너무 많이 섭취하면 심혈관계 질환의 위험이 높아지므로, 비만이거나 심혈관질환이 있는 경우에는 콜레스테롤이 많은 식품을 자주 섭취하지 말아야 한다.

또한 중성지방과 콜레스테롤의 다른 점은 중성지방은 우리 몸이 에너지원으로 이용하는 지방인 반면에 콜레스테롤은 에너지원으로 사용되지 않는다는 것이다.

1일 콜레스테롤 섭취는 200mg 이하로 제한하며, 콜레스테롤이 많이 함유된 식품은 1주일에 1~2회 이하로 제한하여 섭취한다.

식사 중 포화지방산 섭취를 제한한다. 포화지방산은 주로 동물성 지방에 포함되어 있으며 혈액 중의 콜레스테롤 수치를 높이기 때문에 가급적 섭취를 제한한다.

한편, 불포화지방산은 주로 식물성 기름에 포함되어 있으며, 혈중 콜레스테롤을 낮추는 효과가 있으므로 포화지방산보다는 불포화지방산으로 이용하도록 한다.

섬유소를 많이 먹으면 혈액 내 콜레스테롤 수치가 낮아지고 체중 감소에도 도움이 되므로, 가급적 섬유소가 많은 식품을 선택하여 먹는다.

혈압 조절 및 심장 혈관에 부담을 적게 하기 위해 음식을 싱겁게 섭취하며, 염분이 많은 식품의 섭취에 주의한다.

그러나 중요한 것은 우리 몸에 들어 있는 콜레스테롤의 대부분은 간에서 만들어진 것이고(약 70~80%), 음식을 통해 섭취한 것은 일부에 지나지 않는다(약 20~30%).

그러므로 콜레스테롤이 많이 들어 있는 음식을 잘 먹지 않은 사람 중에도 핏속에 콜레스테롤이 지나치게 많은 사람이 있는 것이다.

물론 음식 관리도 해야 하지만 더 중요한 것은 간 기능을 원활히 하기 위해 충분한 수면, 적정한 운동, 적당한 스트레스가 필수이다.

5) 콜레스테롤은 고밀도(HDL)와 저밀도(LDL) 2가지가 있다

고밀도는 혈액 속에 유익하게 작용하는 성분으로 혈액순환을 원활하게 해 주는 마치 기계의 윤활유와 같은 역할을 한다.

반면에 저밀도는 인체에 매우 해로운데 동맥벽에 흡착이 잘되며, 내벽 안으로 침투하여 중성지방과 기타 끈적거림이 많은 응고물질인 혈소판과 백혈구와 합쳐져서 프라그를 형성하며, 이것들이 심장마비를 일으키는 동맥경화의 주범이 된다.

밀가루 식품과 알코올은 위에서 그리고 소장에서 분해되면서 많은 부분이 지방으로 바뀌게 된다. 따라서 2가지 음식을 섭취하는 이유만으로도 콜레스테롤 수치가 높을 수가 있다.

하지만 1~2번 섭취하였다고 갑자기 높아지지 않는다. 평상시에도 그러한 음식을 즐겨 드셨다면 그렇게 될 확률이 높다. 콜레스테롤은 한번 동맥벽에 흡착이 되면 쉽게 떨어져 나가지 않는다. 물론 수분을 많이 섭취하신다고 해도 말이다.

콜레스테롤 수치를 줄이기 위해서는 오랜 시간이 필요하며, 약물 복용을 해도 역시 장기간의 시간이 필요하다. 물을 마시고 검사를 해도 신체에 미치는 영향은 거의 없다.

6) 섬유질이란? - 왜 코끼리는 채식만 하는데 비만인가?

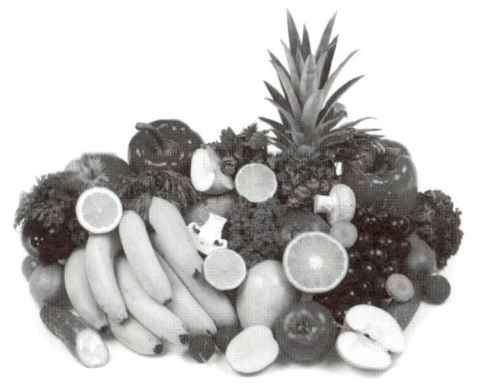

우리가 먹는 섬유질에는 2가지 종류가 있다. 수용성섬유질과 불수용성섬유질이 그것이다.

우리가 '건강을 위해서 채식을 한다'라고 하는 것은 육식의 단점을 피해 가기 위해서이다. 그러나 우리가 먹는, 즉 채식이라는 개념을 정리해 볼 필요가 있다.

채식을 하는 근본적인 목적이 단순 육식이 싫어서 하는 사람도 있을 것이고 비만인 사람이 다이어트를 위해서 채식을 시작하는 사람도 있을 것이다. 또, 비만인 사람이 육식과 탄수화물을 즐겨 먹는 사람일 수도 있을 것이고 채식만 하는데도 비만이 된 사람도 있을 것이다.

그런데 채식만 하는데도 왜 비만이 될까?

그 사람의 체질로 인해서 채식주의자가 비만이 되는 경우는 드물다. 그러나 채식을 해도 비만이 될 수 있다는 것이 사실이다. 서두에서 말했듯이 섬유질의 종류에 따라 비만이 될 수도 있고 다이어트가 될 수도 있다.

(1) 수용성 섬유질

수용성 섬유질은 말 그대로 물에 녹을 수 있는 섬유질로 우리가 구하기 쉽고 항상 생활에 접해 있다. 사과, 콩, 블루베리, 상추, 시금치, 배추, 김치, 각종 견과류, 각종 나물 그리고 과일 등이다.

이 섬유질은 입에서 소화가 되어 위에 들어가면 소화되는 과정에서 녹아서 분해, 결합되는 과정에서 탄수화물과 일부는 지방으로 변하여 체지방이 된다.

그러므로 수용성 섬유질은 육류의 피해를 줄이고 비타민 섭취가 된다는 것 위주로 만족해야 한다.

- 수용성 섬유질은 식후 혈당을 감소시킨다.
- 인슐린 저항성 감소로 인슐린 사용량이 감소한다.
- 혈중 지질 감소로 동맥경화가 완화한다.
- 수용성 섬유질은 잠재적으로 중성지방을 감소시키는 데 도움을 주며, 고탄수화물식으로 인한 혈중지방을 감소시킨다.

한 연구에 따르면 고섬유질식을 하는 경우에 인슐린 사용 환자의 75%가 사용량의 감소를 경험하였다고 한다. 일부에서는 인슐린 사용을 중지하였다 한다.

이러한 결과를 통하여 내릴 수 있는 결론은 식후 혈당을 내리는데 수용성 섬유진의 섭취가 중요하며, 이는 우리 몸을 혈당에 덜 민감하도록 만들어 준다는 것이다.

대략적으로 우리 몸은 하루에 30g의 수용성 섬유질이 필요하다고 한다. 이 정도의 섬유질을 섭취하는 것이 어렵다고 생각할 수도 있겠지만, 식사를 할 때 조금만 신경 쓰면 하루 필요한 섬유질은 충분히 섭취할 수 있다.

매일 야채와 과일을 섭취해야 한다. 따라서 최소한 하루에 5가지 이상의 과일이나 채소를 섭취해야 한다.

섬유질이 풍부한 음식들은 다음과 같다.

- 콩이나 콩으로 된 식품(두부)이 포함되어야 한다(반 컵 정도의 콩에는 2g의 섬유질이 들어 있다). 두부와 된장 청국장 등은 섬유질을 섭취할 수 있는 훌륭한 식품이다.

- 덜 정미된 곡류를 혼합하여 식사를 준비한다. 가능한 한 많이 사용하는 것이 좋다.

- 다양한 김치를 즐겨 먹는다. 빵을 먹는 경우라면 잡곡이거나 통밀빵 같은 것을 먹는다.

- 버섯: 버섯은 대부분 수용성 섬유질이기 때문에 물에 담가두면 녹는다. 그러므로 버섯을 즐겨 먹는 것도 섬유질을 풍부히 섭취하는 방법 중의 하나이다.

- 미역이나 다시마: 과거 서양인들의 눈에 해초는 단지 바다에 있는 잡초에 불과했다. 하지만 이러한 식품에는 칼슘과 그 밖의 무기질이 풍부하다. 다시마의 경우에 쌈을 싸서 먹는 데 이용하면 좋다.

- 보리: 과거에 보리는 배고픈 사람들의 허기를 달래주는 가난한 사람들의 음식이었다. 하지만 잘 정미된 보리 3/4컵에도 1.8g의 수용성 섬유가 들어 있을 정도로 섬유질이 많다.

- 과일: 사과, 망고, 바나나, 복숭아, 키위, 자두, 딸기, 배, 감귤류, 오렌지, 포도(과일을 먹을 때 껍질 채 먹는 것이 더 좋다. 농약의 위험과 부드러움 때문에 깎아서 먹는데 야채와는 달리 잘 씻으면 대부분 씻겨나가고, 잔류된 것들은 섬유질에 녹아서 배출된다), 말린 무화과나 바나나의 경우도 좋다.

- 야채: 당근, 고구마, 알 감자, 브로콜리, 야콘, 늙은 호박, 호박, 토마토, 옥수수, 오이.

- 차전자피를 이용한 섬유제품들: 최근에 광고에 나오는 차전자피를 이용하여 수용성 섬유질을 섭취하는 것도 편리한 방법이다.

- 곡류에 포함된 마그네슘이 들어 있는 풍부한 섬유질 다이어트 식사가 사과나 야채 등 과일 등을 섭취하는 것보다 제2종 당뇨병 발병을 23% 감소시킨다는 조사결과가 있다.

(2) 불수용성 섬유질

불수용성 섬유질은 말 그대로 물에 녹지 않는 섬유질로 Fiber에서 잘게 갈아서 더 이상 잘게 할 수 없는 섬유소(Cellulose)이다.

즉, Hemicellulose 상태로 되어 체내에 들어가므로 위에서 ph2.4 정도의 산에서도 녹지 않고 소장에 들어가 연동운동, 연절운동을 하여 소장의 활발한 운동을 돕는다.

섭취된 영양소가 간으로 한꺼번에 올라가는 것을 막아서 간의 생화학 작용을 도와 각종 독소 제거 및 중화와 영양소 생성에 기여할 뿐 아니라 인체에 필요한 호르몬 등을 생산하는 데도 도움이 된다.

그리고 이 불수용성 섬유질이 대장에 들어가면 유산균 등 유익균의 먹이가 되어 건강하고 왕성한 유익균을 배양하는 데 절대적인 도움이 된다.

뿐만 아니라 대장 내의 유산균이 2~3개월 살다가 죽어서는 대장벽 세포의 일부가 되기 때문에 대장이 건강하게 되어 대장만성 증후군 등 각종 대장질병을 예방한다.

이 불수용성섬유질의 중요한 역할은 대장의 찌꺼기, 숙변 등을 제거하는 빗자루 역할을 하게 된다.

우리의 대장 속에는 보통 3~15kg의 숙변이 들어 있다. 혹자는 "어제 대장 내시경을 했는데 깨끗하더라"라고 말을 하지만 대부분의 성인들은 보이지 않는 대장 내벽의 융털과 게실 속에 숙변이 끼어 있어서 보이지 않을 뿐이다.

이 숙변이 끼어 있으면 장내는 독소가 생기고 흡수되어 간으로 올라가 간독증을 유발하며 혈액 속으로 흡수되어 혈액이 탁해진다. 또한 만성피로증후군이 생기고 어깨와 뒷목이 뻐근해지는 증상이 오며 얼굴색이 맑지 못하게 된다.

불수용성 섬유질이 대장 내벽을 자극하여 대장운동을 활발하게 한다. 숙변을 제거하고 나면 대장 내의 지방이 빠져나가는 것은 물론 복강 내의 지방까지 대장 벽의 그물망을 통해 배출되므로 복부비만을 개선시킬 수 있다.

이렇게 정리된 대장의 호르몬 대사 작용은 얼마나 잘 되겠는가?

대장의 건강은 식생활개선에서부터 시작해야 한다.

불수용 섬유질은 많은 음식인 현미 및 통밀 속에는 불수용성 섬유질이 다량으로 포함되어 장의 숙변 및 변비를 해결하고 몸속의 지방을 변으로 배출시키는 작용을 한다.

- 우엉에는 이눌린(프락토올리고당) 같은 수용성 섬유질과 불수용성 섬유질이 고르게 들어 있어서 유산균의 먹이가 되기도 하고, 또 대변의 양을 늘려 주며 대장 장을 튼튼하게 해 주는 효과가 있다.

- 치아시드 한 스푼에는 6g의 섬유질이 들어 있다. 수용성과 불수용성 섬유질 모두를 가지고 있어 훌륭한 섬유질 공급원이라 할 수 있다.

- 대부분의 야채에는 수용성섬유질과 불수용성 섬유질을 동시에 가지고 있다. 일반적으로 1/4이나 1/3이 수용성 섬유질인데, 오이, 당근, 토마토껍질에는 더 많은 불수용성 섬유질을 가지고 있다.

8. 비만(obesity)

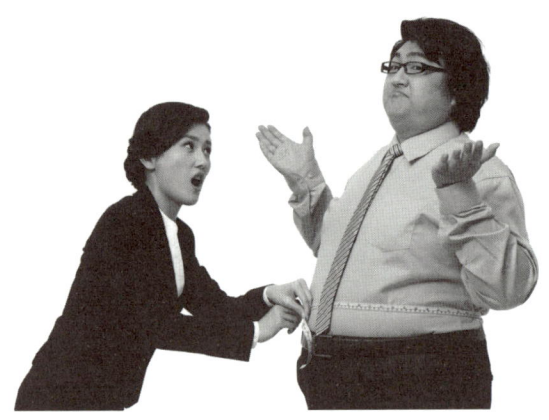

비만은 체내에 지방조직이 과다하게 축적된 상태를 말한다.

비만인 경우 일반적으로 체중이 많이 나가지만 비만이 아니더라도 근육이 많은 사람은 체중이 많이 나갈 수 있기 때문에 체내에 지방조직이 과다한 상태를 비만으로 정의한다.

진단 시 신체비만지수(체질량지수, Body mass index: 체중(kg)을 신장(cm)의 제곱으로 나눈 값)가 25 이상이면 비만으로 정의한다(서양인은 30 이상이며, 인종 간의 차이를 고려하여 우리나라에서는 25 이상을 비만으로 정의함).

혈장으로부터 지방세포로 유입된 지방산과 포도당이 오랜 기간에 걸쳐 에너지 소비량에 비해 영양소를 과다 섭취할 경우 에너지 불균형에 의해 비만이 유발된다.

1. 비만은 식단 조절과 운동만으로도 충분히 개선될 수 있다. 굶는 것이 아니고 식사 내용만 바꿔어도 효과적이고 힘들지 않게 다이어트를 할 수 있다.

2. 운동은 유산소 운동과 더불어 근력운동을 같이 해 줘야 한다. 근육이 많을수록 기초 대사량이 높아지기에 식사를 해도 그만큼 체지방 증가가 덜하다.

3. 대장 내에 비만 세균을 줄이고 유익균을 늘리면, 음식 흡수가 적게 되며 수면 중에도 살이 빠질 수 있다.

1) 다이어트 식단

단백질	----------------------→	근육
	탄수화물(쌀, 밀가루, 빵)	지방
	지방(기름진 것, 튀긴 것)	
	당분(설탕, 아이스크림, 탄산음료, 과일)	
	기타: 무기질, 비타민, 식이섬유 등	

part2. 해독

(1) 단백질

동물성 → 육류: 보쌈, 등심, 안심, 닭가슴살 등
생　선　류: 고등어, 참치, 멸치, 명태 등
식물성 → 콩, 두부, 우유, 청국장, 된장 등

(2) 발효식품

청국장, 된장, 김치, 집에서 만든 요구르트 등

(3) 야채 및 버섯류

양배추, 양상추, 시금치, 방울토마토, 당근, 오이, 각종 버섯 등

(4) 해조류

김, 미역, 다시마 등

2) 하루 세 끼 식단

1. 생식, 두부(연두부, 삶은 두부) + 우유 + 야채 샐러드
2. 된장, 김치, 순두부찌개 + 잡곡밥 + 야채 및 버섯 +해조류
3. 생선류(간혹 육류) + 잡곡밥 + 야채 및 버섯 + 해조류

3) 운동

가벼운 체조 10분 + 근력운동(헬스) 30분 + 걷기, 체조 20분

9. 건강 10계명

자동차나 기계도 사용 규칙대로 운용할 때 제 수명이 다하도록 쓸 수 있듯이, 사람도 건강하게 천수를 다하려면 건강의 기본 원칙을 준수해야 건강하게 제 수명대로 살 수 있다.

1) 호흡(신선한 산소의 공급과 이산화탄소의 배출)

- 호흡은 4분 이상 멈출 수 있는 사람이 없다.
- 호흡은 가능한 길게, 배(복식호흡)로 해야 한다.
- 가슴이나 어깨를 움직이거나, 짧게 거꾸로(역 호흡) 하게 되면 건강수명이 감축된다.
- 가급적 신선한 공기를 마시도록 힘써야 한다.

2) 물(물은 청소제)

- 물은 4일 이상 마시지 않고 견딜 수 있는 사람이 없다.
- 물은 가능한 자주, 식간(식사와 식사 사이)에 하루 1.8L 정도가 필요하다(체중 60kg 기준, 체중×30cc).
- 식사 30분 전부터 2시간 후까지는 자제해야 먹은 음식이 제대로 소화된다.
- 물을 많이 마셔야 혈액의 노폐물이 배설되어 혈액이 맑아진다.

3) 햇볕(에너지와 생명의 근원)

- 콜레스테롤을 비타민 D로 변화시켜 칼슘의 흡수를 도와 뼈와 치아 등이 튼튼해진다.
- 임파구와 대식세포를 증가시켜 감염에 대한 인체저항력을 증가시킨다.
- 성 호르몬이 증가하고 세로토닌 호르몬이 활성화되어 스트레스가 해소된다.
- 피부를 튼튼히 해 주고 각종 감염에 대한 저항력을 준다.
- 적당한 햇볕 쏘이기는 에너지와 생명의 근원이다.
- 하루 30분가량 쬔다(봄, 가을 기준).

4) 음식(영양의 섭취)

- 아침은 왕처럼, 점심은 왕자처럼, 저녁은 거지처럼 먹자.
- 식사는 5~6시간 간격으로 규칙적으로 해야 한다.
- 간식, 야식, 과식을 삼가야 한다.
- 야식을 먹은 경우에는 아침을 걸러 소화계에 휴식을 주어야 한다.
- 통째로 된 음식 위주로 먹는다(현미, 통밀가루 등).
- 음식은 끼니마다 잡곡과 반찬은 5가지 이내로 바꾸어가며 골고루 간소하게 섭취한다(천천히 오래 씹어 먹는 습관을 갖자).
- 과일은 식전 20분에 가급적 껍질째 먹는 것이 좋다.

5) 운동(움직이지 않으면 기능이 멈추어간다)

- 하루에 1만 보(약 3km~4km) 정도의 걷기는 필수이다.
- 움직여야 혈액이 잘 돌아 영양 공급과 노폐물 배설이 잘 되고 기운이 생기며 정신도 건강해진다(심폐 기능, 내장 기능, 근육 강화, 호르몬 분비 원활, 혈액순환 촉진, 소화 촉진, 하체 기능 강화, 내장지방이 줄어들고 심신이 건강).
- 유산소 운동(체조, 빨리 걷기, 줄넘기, 자전거 타기, 배 돌리기 등)을 하루 1시간~2시간가량, 주 3~4회 이상 꾸준히 하자.

6) 휴식

- 인체는 잠을 자는 동안 신체 기능이 재생되므로 적어도 1주일에 하루는 충분히 쉬어야 한다.
- 잠은 밤 10시에서 새벽 6시까지 자야 피로가 풀리며 병세가 완화된다.
- 자정 전에 1시간 자는 것이 그 이후에 2시간 자는 것보다 건강에 유익하다.

7) 절제

- 술, 담배, 커피 등 기호식품을 자제해야 한다.
- 몸이 아픈 환자의 경우에도 약을 과다 복용하기보다 인체의 자연 치유 기능에 몸을 맡기는 것이 좋다.

8) 감사하는 마음, 낙천적인 마음

- 스트레스는 우리 몸의 화학기술자인 효소를 5~10배 파괴하여 건강을 해친다.
- 감사하는 마음과 낙천적인 마음을 가지자.
- 위를 쳐다보기보다는 아래를 보아야 삶의 의욕을 가질 수 있다.
- 남과 비교하는 등 지나친 경쟁에 함몰되지 말아야 한다.
- 주변을 사랑하는 마음으로 건강에 좋은 호르몬을 활성화시키자.

9) 몸을 따뜻하게 하자

- 체온을 37도 이상으로 유지해야 한다.
- 몸이 따뜻하면 체내 효소가 활성화되어 면역력 증강에 도움이 된다.
- 체온을 올리기 위해서는 평상시 운동으로 근육을 강화해야 한다.
- 수시로 족욕, 온열 스파, 찜질 등을 통해 체온 유지에 신경 쓰자.

10) 정기적으로 청혈해독 인체 정화를 하자

- 자동차나 집을 오래 쓰기 위해서는 정기적인 수리와 청소를 해야 하듯 우리 인체도 1년에 1회 이상 대대적 정화를 해야 한다.
- 인체 정화는 비우기와 채우기의 균형을 통해 건강을 회복, 유지하는 확실한 방법이다.
- 수리와 청소에 기술자가 필요하듯 인체 정화 시 만능기술자에 해당하는 해독생식을 보충하는 일이 필요하다.

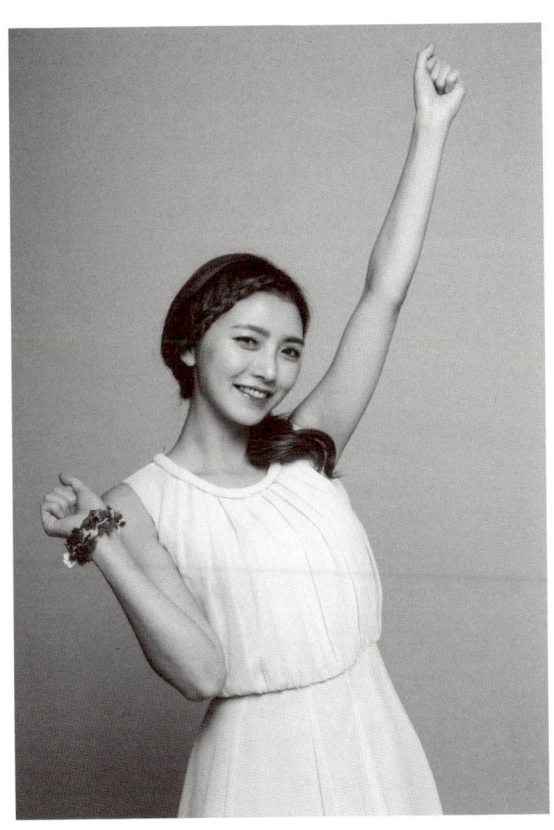

결론

공부에 왕도가 없듯 당뇨 및 성인병에도 왕도가 없다. 꾸준히 음식 관리하고 운동 관리를 하면 좋아질 수 있다. 관리를 잘하면 당뇨 초기에는 완치될 수도 있고 오래된 사람도 완치는 아니지만 많이 개선될 수 있다.

음식은 가능한 식이섬유와 단백질 위주로 먹고 탄수화물은 적게 섭취면서 1년에 한두 번 정도 해독요법을 하길 바란다.

또한 운동을 꾸준히 하면 합병증을 예방할 수 있다. 수치가 높더라도 운동을 계속하면 그만큼 합병증 예방 효과가 있다.

당뇨는 본인 관리가 70%이고 약 복용은 30%이다. 본인 관리를 위주로 하고 약은 차선으로 생각해야 한다.

약은 가능한 내성과 부작용이 적은 한약으로 복용할 것을 권한다. 그러나 한약만 가지고 혈당 조절이 힘들 경우에는 양약이나 인슐린도 병행해야 한다.

당뇨는 어떻게 생각해 보면 나 스스로 몸을 아끼고 보살필 수 있는 기회라 할 수도 있다.

당뇨가 있기에 음식도 맘대로 못 먹어 스트레스받고 늘 합병증에 대해 두려워하기보다는, 이제부터 이 기회에 당뇨 관리를 하면서 그만큼 다른 성인병도 같이 예방 또는 개선될 수 있다는 긍정적인 생각을 갖길 바란다.

참고문헌

1. 95%는 의사가 고친다, 김세현, 지식과감성, 2013.06.18.
2. 음식토정비결, 전영순, 혜진서관, 1994.07.01.
3. 허허 동의보감2, 황인태, 시루, 2014.02.03.
4. 건강다이제스트, 이계호 교수, http://www.ikunkang.com/ 2016년 10월판
5. 건강보험심사평가원, http://www.hira.or.kr/
6. 나무위키, http://www.namu.wiki
7. 네이버지식백과, http://terms.naver.com/
8. 대한당뇨병학회, http://www.diabetes.or.kr/
9. 대한 당뇨 정보 센터, http://www.healthpeople.co.kr
10. 대한발효해독학회, http://cafe.daum.net/ide-a
11. 대한신장학회, http://www.ksn.or.kr/
12. 서울대학교병원의학정보, https://www.snuh.org/intro.do
13. 조선닷컴, http://www.chosun.com/
14. 천기누설, http://www.mbn.co.kr/pages/vod/programMain.php?progCode=577
15. 한국보건사회연구원, https://www.kihasa.re.kr/
16. 성기호한의원 당뇨책자, 성기호